九种体质

经络养生与治疗

（第二版）

主编 郭长青 段莲花 郭 妍

U0307621

中国中医药出版社

·北京·

图书在版编目（CIP）数据

九种体质经络养生与治疗 / 郭长青，段莲花，郭妍

主编 . —2 版 . —北京：中国中医药出版社，2019.9

ISBN 978 - 7 - 5132 - 5675 - 9

Ⅰ . ①九… Ⅱ . ①郭… ②段… ③郭… Ⅲ . ①体质—
关系—经络—养生（中医） ②体质—关系—穴位疗法 Ⅳ .
① R224.1 ② R245.9

中国版本图书馆 CIP 数据核字（2019）第 179936 号

中国中医药出版社出版

北京经济技术开发区科创十三街 31 号院二区 8 号楼

邮政编码 100176

传真 010-64405750

赵县文教彩印厂印刷

各地新华书店经销

开本 710×1000 1/16 印张 14 字数 210 千字

2019 年 9 月第 2 版 2019 年 9 月第 1 次印刷

书号 ISBN 978 - 7 - 5132 - 5675 - 9

定价 78.00 元

网址 www.cptcm.com

社 长 热 线 010-64405720

购 书 热 线 010-89535836

维 权 打 假 010-64405753

微信服务号 zgzyycbs

微商城网址 https://kdt.im/LIdUGr

官 方 微 博 http://e.weibo.com/cptcm

天猫旗舰店网址 https://zgzyycbs.tmall.com

如有印装质量问题请与本社出版部联系（010-64405510）

　　世界上没有两片完全相同的树叶，人体也一样。由于先天禀赋有强弱，饮食气味有厚薄，方位地势有差异，贫富苦乐各不相同，从而表现出人体形态、心理、机能及人体与环境相适应能力等方面的不同。这种个体差异在一段时间内处于相对稳定的状态，我们称之为体质。这是一个人的固有特性，人的体质不同，养生的方法也不同。不清楚自己的体质，怎么养生？

　　经络和穴位的发现，丰富了人类的医疗手段，刮痧、艾灸、手法穴位按摩等治疗方法也相继问世。体质经络穴位按摩法是根据不同体质对应不同穴位的调养方法，它不同于药物疗法和风靡一时的饮食调养方法。经络穴位养生不受太多外界条件的限制，也不会浪费更多的资源，加之穴位双向良性调节的特性，一般很少出现不良反应，操作简便，且行之有效。因此编写一本《九种体质经络养生与治疗》有着十分重要的意义。

郭长青

2019年8月

　　本书是一本针对不同体质，应用按摩、艾灸、刮痧、拔罐等多种治疗方法进行养生与治疗的使用手册。全书共分为九章。第一章，概述部分。第二章到第九章以"以证统病"的方式分别介绍除平和质外的八种体质及其常见疾病。但需要指出的是，某病在某体质中介绍，并不是说该病仅存在于这种体质中，而是该病常见于这种体质。具体的诊断需要依靠临床医生，切勿自行对号入座进行诊断。另外，在疾病治疗方法的介绍中，如果某种疾病不适合用某种方法，本书就没有介绍。例如，阴虚体质不适合用艾灸疗法，故而在阴虚体质一章对疾病治疗的介绍中，对艾灸疗法的内容不进行赘述。

　　本书图文并茂介绍人体穴位，采用多种简便方法针对不同体质进行养生与治疗，语言简洁，通俗易懂，易于学习和操作，是一本初级医务工作者和养生爱好者的参考书，也是一本家庭自我保健的普及读物。

目录

第一章

辨清体质、掌握穴位好养生

一、体质到底是怎么一回事儿 / 2

　　1. A型——平和体质，健康 / 2

　　2. B型——阳虚体质，怕冷 / 2

　　3. C型——阴虚体质，缺水 / 3

　　4. D型——气虚体质，气短 / 3

　　5. E型——痰湿体质，体胖 / 4

　　6. F型——湿热体质，长痘 / 4

　　7. G型——血瘀体质，长斑 / 4

　　8. H型——气郁体质，郁闷 / 5

　　9. I型——特禀体质，过敏 / 5

二、神秘的经络

　　——养生保健、诊疗疾病的秘密

　　武器 / 6

三、神奇的穴位

　　——人体的"随身御医" / 6

　　1.穴位的发现与发展 / 6

　　2.腧穴为什么能防治疾病 / 7

四、按摩方法 / 7

五、艾灸方法 / 19

　　1.艾炷灸法 / 19

　　2.艾条灸法 / 19

六、刮痧方法 / 21

七、拔罐方法 / 23

第二章

B型
阳虚体质，怕冷

一、认识一下阳虚体质 / 28

　　1. 阳虚体质的特征 / 28

　　2.为什么会形成阳虚体质 / 29

　　3.阳虚体质有什么不好 / 29

二、如何通过经络腧穴调养阳虚体质 / 29

　　1.阳脉之海——督脉 / 29

　　2.捏督脉 / 30

　　3.补阳特效穴——关元、神阙、肾俞、

　　　命门 / 31

　　4.艾灸补阳 / 31

　　5.阳虚痛经——揉三阴交、合谷，

　　　搓腰揉腹 / 32

　　6.阳痿——按揉气海、关元、中极、

　　　八髎，按摩腹股沟，隔姜灸神阙 / 36

　　7.告别膝关节炎，让你行如风——艾灸

　　　内外膝眼、鹤顶 / 39

　　8.远离阳虚腹泻——艾灸神阙、天枢、

　　　足三里 / 43

C型

第三章

阴虚体质，缺水

一、认识一下阴虚体质 / 50

　1.阴虚体质的特征 / 50

　2.为什么会形成阴虚体质 / 51

　3.阴虚体质有什么不好 / 51

二、如何通过经络腧穴调养阴虚体质 / 52

　1.滋阴大经——肾经 / 52

　2.任脉——阴脉之海 / 53

　3.滋阴特效穴位——太溪、照海、
　　三阴交 / 53

　4.告别失眠，睡个好觉——点揉印堂、
　　神庭、百会、四神聪 / 54

　5.止盗汗——捏合谷、叩百会、
　　揉劳宫、拍打足底 / 57

　6.调理五心烦热——按摩劳宫、少府、
　　搓涌泉 / 61

　7.阴虚型糖尿病的调理——气海、太溪、
　　三阴交 / 63

　8.告别高血压，让你不再如坐舟车
　　——太阳、涌泉、太冲、肝俞 / 68

　9.更年期更逍遥——擦背俞、擦涌泉、
　　揉三阴交 / 73

　10.习惯性便秘——常揉天枢、大横、
　　支沟、足三里 / 78

D型

第四章

气虚体质，气短

一、认识一下气虚体质 / 84

　1.气虚体质的特征 / 84

　2.为什么会形成气虚体质 / 85

　3.气虚体质有什么不好 / 85

二、如何通过经络腧穴调养气虚体质 / 86

　1.脾经、胃经——脾胃为后天之本，
　　气血生化之源 / 86

　2.补气三要穴——气海、关元、
　　足三里 / 87

　3.止自汗——常揉按合谷、复溜、
　　足三里 / 88

　4.气虚下陷——揉百会、擦腰骶、
　　灸关元 / 92

　5.感冒——点穴、擦鼻、刮背、
　　灸足三里 / 99

　6.治疗低血压——灸内关、关元、
　　百会，推背 / 101

E型

第五章

痰湿体质，体胖

一、认识一下痰湿体质 / 108

　　1.痰湿体质的特征 / 108

　　2.为什么会形成痰湿体质 / 109

　　3.痰湿体质有什么不好 / 109

二、如何通过经络腧穴调养痰湿体质 / 110

　　1.脾经 / 110

　　2.化痰湿特效穴——丰隆、天枢、大横、
　　水道、阴陵泉 / 111

　　3.让你身轻如燕——天枢、大横、
　　水道、阴陵泉、丰隆 / 111

　　4.去除脾胃痰湿——点揉天枢、
　　阴陵泉 / 117

　　5.让胸不再痛——膻中、内关、
　　心俞 / 123

　　6.让你精神饱满，精力充沛——神阙、
　　气海、关元、足三里 / 127

F型

第六章

湿热体质，长痘

一、认识一下湿热体质 / 134

　　1.湿热体质的特征 / 134

　　2.为什么会形成湿热体质 / 134

　　3.湿热体质有什么不好 / 135

二、如何通过经络腧穴调养湿热体质 / 135

　　1.经脉——手阳明大肠经、足太阳膀
　　胱经 / 135

　　2.治疗痤疮有特效——刮痧 / 138

　　3.口疮不再愁——合谷、廉泉、劳宫、
　　承浆为你解烦忧 / 140

　　4.胆囊炎——按揉、拔罐阳陵泉、
　　胆囊穴 / 146

　　5.治疗前列腺炎——中极、行间、
　　秩边 / 149

　　6.告别慢性盆腔炎——常按中极、
　　子宫、三阴交 / 152

G型

第七章

血瘀体质，长斑

一、认识一下血瘀体质 / 156

　　1.血瘀体质的特征 / 156

　　2.为什么会形成血瘀体质 / 157

　　3.血瘀体质有什么不好 / 157

二、如何通过经络腧穴调养血瘀体质 / 157

　　1.肝经 / 157

　　2.化血瘀特效穴位——太冲、血海、
　　膈俞、肝俞 / 158

　　3.治疗色斑——按压血海、肺俞、
　　肝俞、太冲穴 / 159

　　4.有效缓解冠心病、心绞痛——重压
　　膻中、内关、心俞 / 163

　　5.子宫肌瘤去无踪——常灸中极、归来、
　　子宫、三阴交 / 167

H型

第八章

气郁体质，郁闷

一、认识一下气郁体质 / 172

　　1.气郁体质的特征 / 172

　　2.为什么会形成气郁体质 / 172

　　3.气郁体质有什么不好 / 173

二、如何通过经络腧穴调养气郁体质 / 173

　　1.肝经胆经 / 173

　　2.打通郁滞——气郁者三大保健
　　要穴 / 176

　　3.抑郁症——多选安神疏肝之穴 / 177

　　4.治疗眩晕——揉风池、太冲，
　　擦涌泉 / 180

　　5.治疗梅核气——按揉廉泉、内关、
　　太冲、丰隆 / 185

I型

特禀体质，过敏

一、认识一下特禀体质 / 190

　　1.特禀体质的特征 / 190

　　2.为什么会形成特禀体质 / 191

　　3.特禀体质有什么不好 / 191

二、如何通过经络腧穴调养特禀体质 / 191

　　1.肺经、膀胱经 / 191

　　2.调理过敏体质，按摩这六个穴位很
　　　有效 / 192

3.治疗过敏性鼻炎——按揉迎香穴、
　按揉背俞穴 / 194

4.治疗过敏性哮喘——按揉定喘、
　天突，艾灸肺俞 / 198

5.治疗荨麻疹——风池、曲池、合谷、
　血海、膈俞 / 201

附录　中医体质分类与判定自测表 / 206

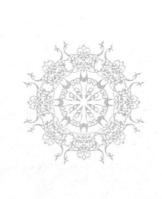

第一章

辨清体质、掌握穴位好养生

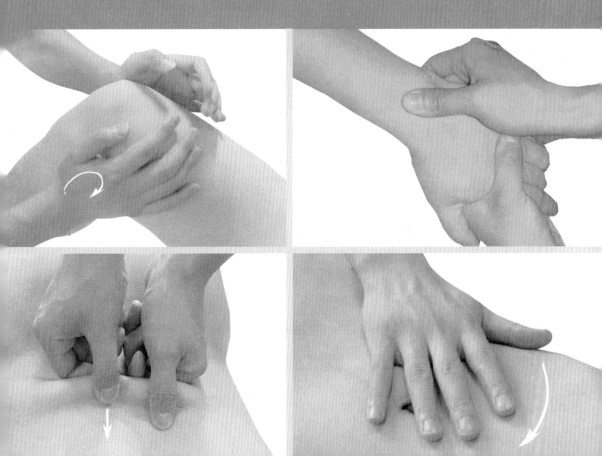

一、体质到底是怎么一回事儿

同样吃西瓜喝冷饮，有人很舒服，有人却马上胃痛；同样洗桑拿，有人身心放松，有人越蒸越没力气；生活中，有人吃什么都不长胖，有人什么都吃不下去；有人总是面色红润、容光焕发，有人却肤色暗淡、精神萎靡……人和人看起来都一样，但又似乎都不一样，这个不一样，就是我们要谈到的——体质。

所谓体质，就是机体素质，是指人体秉承先天（指父母）遗传、受后天因素影响所形成的与自然、社会环境相适应的，功能和形态上相对稳定的固有特性。不同的遗传基因、生活环境，加上起居、饮食习惯差异，造成了每个人不同的体质，从而产生了不同的身体状况、健康状况以及不同的疾病易感性和发展转归。

至今，国外对体质的各种学说都无法直接指导临床实践与养生康复，惟有中医体质学说与医疗实践、养生密切结合。中医体质是指以先天禀赋为基础，在后天生长发育和衰老过程中所形成的结构、功能和代谢上的个体特殊性。体质因素在发病学上意义有二：一是体质的特异性决定致病因素或某些疾病的易感性，二是体质因素决定疾病的发展过程。

北京中医药大学中医体质课题组历经 30 余年研究，通过对 21948 例流行病学调查得出结论：中国人可分为九种基本体质类型。那么，这九种体质究竟是哪九种？他们包含哪些内容呢？且看：

1. A 型——平和体质，健康

平和体质的人表现为体态适中，面色、肤色润泽，头发稠密光泽，目光有神，鼻色明润，唇色红润，精力充沛，不易疲劳，耐受寒热，睡眠安和，胃口良好，二便正常，舌色淡红，苔薄白，脉和有神，这是脏腑功能良好，阴平阳秘的表现。从中医体质的角度而言，平和体质最让人羡慕，也是最健康的一种体质。

2. B 型——阳虚体质，怕冷

阳虚体质的人表现为即使再热的暑天，也不能在空调房间里多待，或者总是穿得比别人多，手脚却是凉冰冰的，这是阳气不能温煦的表现。这类人稍不注意吃了生冷的东西就会胃痛腹泻，而进食温热的食物就很舒服，或者一定要喝热水而不敢喝冷饮，这是中焦虚寒的表现。同时，这类人性格多沉静、内向，这是阳气振奋精神作用减低的结果。在经络穴位养生保健中，阳虚体质的人可按摩气海、足三里、涌泉等穴位，或经常灸足三里、关元，也可适当地洗桑拿、泡温泉。同时多与别人交谈，平时多听一些激扬、高亢、豪迈的音乐，从情绪上直接让阳虚体质的人兴奋起来。

3. C 型——阴虚体质，缺水

阴虚体质与阳虚体质相反，主要表现为怕热，经常感到手脚心发热，面颊潮红或偏红，这是阴虚导致阳偏亢，出现虚阳蒸灼的现象；同时因阴虚失于濡润，而出现口舌、皮肤干燥。此类人还特别容易失眠，大部分都是性格比较外向好动的，性情比较急躁，遇到一点事情就容易上火发脾气，这是阴气主静功能低下的表现。这类人还可能会便秘，大便干结是肠道阴液亏损所致。阴虚之人平日应多吃甘凉滋润的食物，少食性温燥烈之品，同时还要避免熬夜、剧烈运动、在高温酷暑下工作等消耗阴液的行为。平时宜克制情绪，多听一些曲调舒缓、轻柔、抒情的音乐，防止恼怒。

4. D 型——气虚体质，气短

气虚体质的人主要表现为容易疲乏，常唉声叹气，容易气短，稍微一动就喘不上气，整个人都表现得很懒散，这是人体之气不足，机体功能低下的最直接表现。这类人还容易稍微做一点事情就大汗淋漓，这是气虚不能固护腠理汗孔而使津液外泄的征象。由于肌表腠理不固则外邪特别容易侵犯人体，因此，容易生病，尤其是稍微有一点点气温变化，或季节变换，或外出旅行，一不小心就容易着风受寒而感冒。气虚体质之人平时可以多进食具有益气健脾作用的食物，如大枣、蜂蜜等；避免食用那些破气耗气之品，如生萝卜等。同时也应避免做大负荷消耗体力或出大汗的运动。

5. E型——痰湿体质，体胖

痰湿体质是目前比较常见的一种体质类型，多见于肥胖人，或素瘦今肥的人。可以说，"心宽体胖"就是痰湿体质最大的特点，这类人多形体肥胖，腹部松软肥满，眼睛浮肿，皮肤出油，汗多，这是由于痰湿留滞于肌肤所致。痰湿体质之人还常感觉身体沉重，不爽快，下肢沉重不愿多行走，甚至四肢胀满，容易困倦，这是痰湿留滞于肌肉关节而致。还可能出现头昏头晕，神情淡漠等，这些都是痰湿阻滞于脑窍，导致清阳不升，脑窍失于滋养的表现。痰湿体质之人还常感觉嘴里黏黏的，舌和正常人相比要大很多，在舌边缘还有被牙齿压出来的痕迹，舌苔也是厚厚的，这是痰湿阻滞的表现。同时，大便正常或不实，小便不多或微浑，为痰湿阻滞下焦。痰湿体质之人易患高血压、糖尿病、肥胖症、高脂血症、哮喘、痛风、冠心病、代谢综合征、脑血管疾病等，平时应多进行户外活动，衣着应透气散湿，常晒太阳或进行日光浴。

6. F型——湿热体质，长痘

湿热体质之人主要表现为脸部和鼻尖总是油光锃亮，怎么洗也洗不干净，痤疮、粉刺一茬接一茬地起，身上还有很多疮疖，这是湿热秽浊之邪浸渍于肌肤的表现。有些湿热体质之人一开口就能闻到异味，大便黏滞不爽且有解不尽的感觉，这是湿热留滞于胃肠的反应。下焦湿热则小便时感觉尿道灼热，尿的颜色发黄且比较浓，男性阴囊潮湿，女性白带量多、色黄且气味难闻。性格急躁易怒是湿热搏结所致。湿热体质之人应戒除烟酒，因为烟酒在中医看来具有湿热性质。不要熬夜，避免过于劳累，盛夏暑湿较重的季节，减少户外活动。

7. G型——血瘀体质，长斑

血瘀体质之人主要表现为口唇色暗青紫没有光泽，面色没有红润，颜色很暗，且容易长斑，有些人长了痘痘以后痘印不退，这是血瘀体质的典型表现，皆因血行瘀滞，血色变紫变暗所致。有些人皮肤在不知不觉中会出现青紫瘀斑，这是瘀血阻滞，血液不循常道溢出脉管之外所致。这类人舌头常可见青紫斑点，舌下络脉青紫，甚至有很多杂乱的青紫静脉增生，这是血液瘀滞于脉络的直观表现。血液对身体有滋润和濡养的作用，血液瘀滞，就出现皮肤干燥、粗糙，甚至脱屑的现象。情绪容易烦躁，是因瘀血阻滞，郁而化火所致；记忆力减退，健忘，是阴虚瘀滞不能滋养脑窍，神机失用而致。血瘀体质的人应保持足够的睡眠，但不可过于安逸。可进行一些有助于促进气血运行的运动项目。血瘀体质之人在运动时如出现胸闷、呼吸困难、脉搏显著加快等不适症状，应去医院检查。

8. H型——气郁体质，郁闷

气郁体质的典型表现就是经常情绪低沉，闷闷不乐，多愁善感，常无缘无故叹气，有时又很焦虑紧张，或者稍微一点响声就容易受到惊吓，这是肝气郁闷不舒所致。有些女性经常感觉乳房胀痛，或胁肋部胀满不舒服，这是气机运行不畅，不通则痛。气郁体质之人还常伴有食欲不振，形体消瘦，这是肝气不畅引起脾胃功能低下所致。心慌、失眠也是气郁的常见症状。气郁体质的人性格上有自我封闭的表现，要经常有意识地参加集体性运动，多跟他人交往，有了朋友才能倾诉不良情绪。平时应尽量增加户外活动，可坚持较大运动量的锻炼，如跑步、登山、游泳、武术等。

9. I型——特禀体质，过敏

特，特殊；禀，禀赋。特禀体质就是指一类由于遗传因素和先天因素所造成的特殊状态的体质。过敏是特禀体质中最多的一类。特禀体质的人没有感冒也会打喷嚏、流鼻涕，或者一到春天百花盛开的时候就特别害怕外出，因为容易喷嚏不止，大量流清涕，皮肤上起疹子，莫名瘙痒，一抓就红，甚至可以在皮肤上出现紫色的瘀点瘀斑，甚则喘促，这是花粉过敏。也有好多人对不同的物质有过敏现象，比如油漆、灰尘、毛制品等。在中医学上这就被称为特禀体质，多是遗传所致。特禀体质的人要保持室内清洁，被褥、床单要经常洗晒，室内装修后不宜立即居住，春季尽量减少室外活动，同时应起居规律，加强锻炼。

综上所述，中国人最常见的九种体质，即平和质、气虚质、阳虚质、阴虚质、痰湿质、湿热质、血瘀质、气郁质和特禀质。平和型较正常，气虚型常无力，阴虚型最怕热，阳虚型最怕冷，湿热型爱出油，气郁型爱失眠，痰湿型易肥胖，血瘀型易健忘，特禀型会过敏。

二、神秘的经络——养生保健、诊疗疾病的秘密武器

中医学的经络在身体上看不见摸不着。然而几千年来，中国的刮痧、拔罐、砭石、足疗及针灸、推拿按摩和气功这些与经络密切相关的技术对中华民族的养生、保健、医疗起着巨大的作用。这些医疗活动又证明经络是实实在在地存在着的。这些看不见却又行之有效的经络究竟是什么？它保健养生、治病防病的奥秘究竟在哪里？

这里，我们将地球比作人体来说明。大家都知道，地球上有经线和纬线，起到网织地球的作用。相应的，人体上有纵行的经脉和走行其间起到联络作用的络脉，经脉与络脉相互交织，网络人体，共同构成了人体的经络系统。穴位就如同地球上的河流、湖泊，河流、湖泊星罗棋布，滋养着山川树木，地球上的生命才能欣欣向荣，人类才能居住在有着美好环境的地球上。同样的，人体的穴位分布于机体的各个部位，其间运行的气血津液，起到滋养脏腑、肌肉、骨骼、筋脉等的作用，穴位里的气血津液充足，生命才能欣欣向荣。

三、神奇的穴位——人体的"随身御医"

1. 穴位的发现与发展

在远古时代，当人体某一部位或脏器发生疾病时，在病痛局部砭刺、叩击等后，可减轻或消除病痛。这就是中医理论所说的"以痛为腧"。其后，随着人们对体表施术部位及其治疗作用了解的逐步深入，积累了较多的经验，发现有些腧穴有确定的位置和主治的病证。随着对经络及腧穴主治作用认识的不断深化，古代医家对腧穴的主治作用进行了归类，并与经络相联系，说明腧穴不是体表的孤立点，而是与经络、脏腑相通的。通过不断总结、分析归纳，逐步将腧穴分别归属各经。

2.腧穴为什么能防治疾病

腧穴是经气出入的门户，是联系内脏与体表的桥梁，所以腧穴有疾病预报价值。尤其是十二经原穴最能反映五脏的情况。

可通过腧穴的压痛、过敏、隆起、穴下软结、肿胀、硬结、痒、热、凉及经络所行经皮肤的色泽、瘀点、丘疹、脱屑、肌肉隆起、凹陷等对疾病进行诊断。

腧穴的反应有特定性，有的是一般的，有的是交叉的，有的是综合的，而且存在着两极相应和对称的反应现象，如上下相应，左右互照，即上部的穴位可以反映人体下部的疾病，下部的穴位可以反映人体上部的疾病。

人体经穴又是腹背相关的，背俞和募穴的病理反应几乎一致，往往募穴出现的病理反应，背俞也有相应的外露。

四、按摩方法

按摩治病和保健，我国古已有之，经过上千年的积累和发展，可谓是种类繁多，手法各样，亦称为"按摩""导引""按跷""推拿"，今人多称为"按摩"。通过手法预防和治疗疾病，是中医最古老的一种治疗方法，早在先秦时代就有记载。我国古代名医扁鹊、华佗等就用按摩方法治疗了许多疾病。魏、晋、隋、唐时期，手法按摩治疗和自我按摩的保健已十分流行，并在那时传入了朝鲜、日本、印度和欧洲。宋、金、元时期，手法防治疾病的范围更加扩大，涉及内、外、妇、儿各科。及至明清时期，手法按摩的理论与实践有了进一步发展，尤其是用手法治疗小儿疾病，形成了独特的体系。以后，按摩疗法几经沿革，时至今日更以其防治疾病的特色和良好效果，在我国乃至世界范围内引起了高度重视。随着医学科学技术的进步，按摩方法在理论和技术方面都有了新的更大的进步和发展。

按摩手法治病和保健之所以流传下来，是与良好疗效和作用分不开的。用这种方法治病保健，简单易行，深受广大群众的喜爱。现在，按摩手法已逐渐开始普及到家庭。如能掌握基本的按摩治疗方法，便可在家中施治，十分便利，可及时解决一些病痛。掌握一些常见病的手法按摩治疗方法，不但可以保护自己，而且可以造福家人和朋友。

指压法

是手指着力，垂直向下按压于患者肢体或穴位之上，使其产生一种温润柔和、轻松舒适之感，具有放松肌肉、缓解痉挛、镇静止痛、消肿消炎的作用。常与按法配合使用，称为按压法。

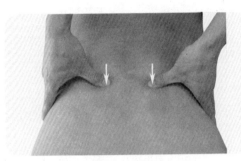

图 1-1　指压法

点法

是运用手指、拳尖或肘尖着力，刺激患者肢体的某些穴位之上，使之产生酸、麻、胀、重等感觉，达到镇静解痉、消肿止痛的作用的手法。包括指点法、肘点法。另外点法还常与按法、揉法、拨法等手法配合使用，组成复合性手法。

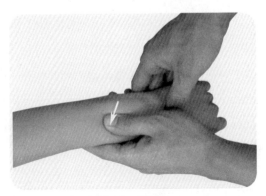

图 1-2　指点法

掐法

是用拇指指甲尖着力，掐于穴位上，使其产生相应的感觉，具有疏通经络、解痉镇痛、急救等作用的手法。是一种刺激较强的手法，使用时注意不可掐破皮肤。包括双手掐法和单手掐法。

①双手掐法：以双手的拇指指甲同时用力，掐按治疗部位。

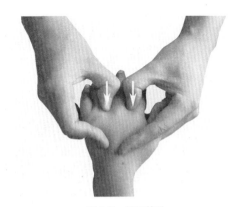

图1-3　双手掐法

②单手掐法：以单手的拇指指甲用力，掐按治疗部位。

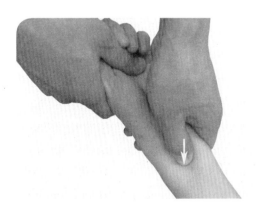

图1-4　单手掐法

指揉法

以指端着力于治疗部位或穴位之上，"顺时针"或"逆时针"方向反复交替，做轻柔缓和的环旋揉动，使力量渗透达肌肉层，具有通经活络、活血化瘀、放松肌肉、缓解痉挛、调节脏腑功能的作用。

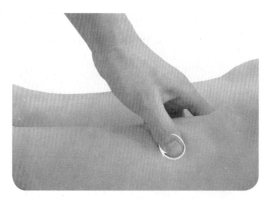

图 1-5　指揉法

【弹拨法】

　　用拇指螺纹面或尺骨鹰嘴着力于施术部位，垂直于肌腱、肌腹往返用力。本法分为拇指弹拨法和肘弹拨法。

　　①拇指弹拨法：是以拇指伸直，其余四指握拳，食指桡侧抵于拇指掌面，用腕或肘部摆动屈伸，带动拇指拨动肌肉肌腱部位。

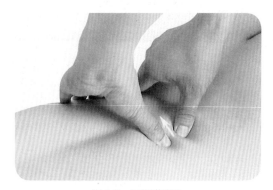

图 1-6　拇指弹拨法

　　②肘弹拨法：术者指拨力度不够时，可以肘尖置于施术部位，来回左右拨动，此为肘弹拨法。肘拨法多用于肌肉发达、丰富者，或腰、臀及大腿部。

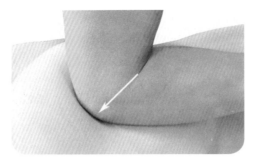

图 1-7　肘弹拨法

掌拍法

　　是指双手或单手五指自然并拢，掌指关节微屈，用虚掌着力，平稳而有节奏地拍打患者体表的手法。具有疏通经络、行气活血、解除痉挛的作用。

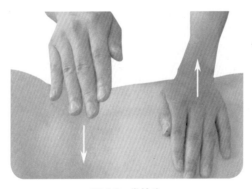

图 1-8　掌拍法

㨰法

　　以手掌背部近小指侧着于施术部位，掌指关节略屈曲，通过腕关节的屈伸，带动前臂外旋和内旋，使手背小指侧在施术部位连续不断地来回滚动，反复操作。术时小鱼际及掌背小指侧要吸附于皮肤上着力，不可跳跃或摩擦。手的着力点在手背尺侧到中指线处。该法可疏通经脉，活血化瘀，松解黏连，滑利关节，解痉止痛，增强肌筋活动能力，促进血液循环，消除肌肉疲劳。

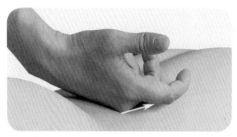
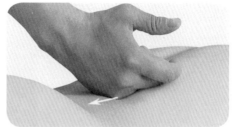

图1-9 擦法1 　　　　　　　　　　　图1-10 擦法2

摩法

　　是运用手指指腹或手掌等着力，轻按于身体的治疗部位或穴位的皮肤之上，反复环行摩擦皮肤，使其产生轻松舒适之感，具有理气和血、镇静止痛的作用。主要有指摩法和掌摩法。其中以掌摩法常用。

　　掌摩法：以手掌置于腹部，反复进行环形而有节律地抚摩。

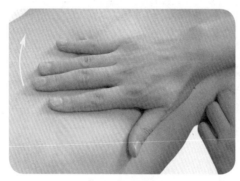
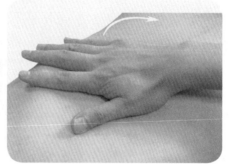

图1-11 掌摩法1 　　　　　　　　　图1-12 掌摩法2

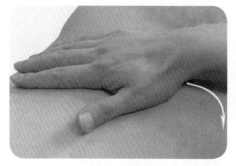
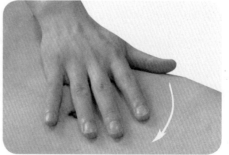

图1-13 掌摩法3 　　　　　　　　　图1-14 掌摩法4

掌按法

是用手掌着力，垂直向下按于患者肢体或穴位之上，使其产生一种温润柔和、轻松舒适之感，具有放松肌肉、缓解痉挛、镇静止痛、消肿消炎的作用，也常与揉法、压法等手法配合使用，分别称为按揉法、按压法。

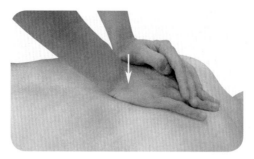

图 1-15 掌按法

擦法

是运用手掌掌面或手掌大、小鱼际着力，按于患者肢体的治疗部位或穴位上，沿直线快速往返擦动皮肤的手法，其力只达皮肤及皮下，具有调和营卫、消炎散肿、散风祛寒的作用。主要包括掌擦法、侧擦法、大鱼际擦法。

①掌擦法：以手掌着力于治疗部位，做往返直线快速擦动。

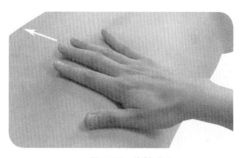

图 1-16 掌擦法 1

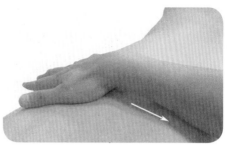

图 1-17 掌擦法 2

②侧擦法：以手的尺侧着力于治疗部位，做往返直线快速擦动。

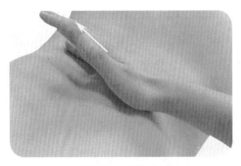 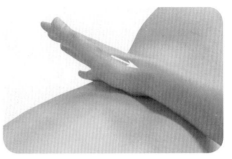

图 1-18 侧擦法 1　　　　　　　　　　图 1-19 侧擦法 2

③大鱼际擦法：以大鱼际着力于治疗部位，做往返直线快速擦动。

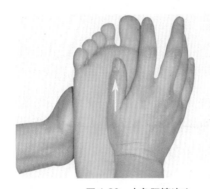 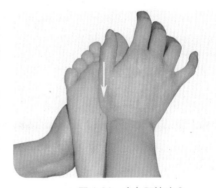

图 1-20 大鱼际擦法 1　　　　　　　　图 1-21 大鱼际擦法 2

抹法

是运用手指或手掌着力在治疗部位上，做上下或左右的单方向反复抹动的手法，有调和营卫、疏通经络、理气活血的作用。

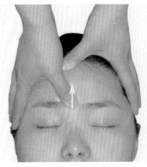 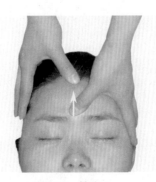

图 1-22 抹法 1　　　　　　　　　　图 1-23 抹法 2

掌揉法

以手掌着力于治疗部位或穴位之上，"顺时针"或"逆时针"方向反复交替，做轻柔缓和的环旋揉动，使力量渗透达肌肉层，具有通经活络、活血化瘀、放松肌肉、缓解痉挛、调节脏腑功能的作用。

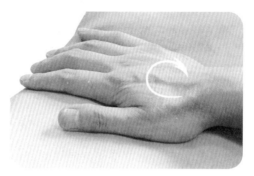

图 1-24　掌揉法

运法

以拇指或食中指端在一定穴位上由此往彼做弧形或环行推动的手法。具有调和营卫、散风祛寒的作用。

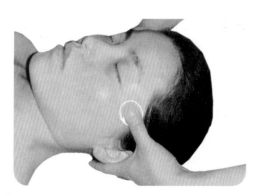

图 1-25　指运法

捏法

是运用双手或单手，以拇指指腹与食中指指腹相对，或与食指中节桡侧相对着力，夹持于治疗部位的肌肉上，合力将其捏起，边捏边向前移动的手法，具有通经活络、缓解痉挛、健脾和胃的作用。包括三指捏法、二指捏法。

①三指捏法：以拇指指腹与食、中指指腹相对着力，食中两指在前，以三指捏拿皮肤，两手边捏边交替前进。

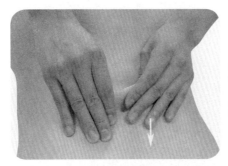

图 1-26 三指捏法 1

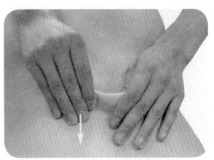

图 1-27 三指捏法 2

②二指捏法：以拇指指腹与食指中节桡侧相对着力，拇指在前，以拇指、食指捏拿皮肤，边捏边交替前进。

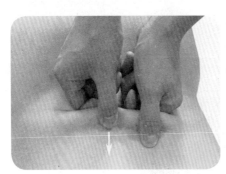

图 1-28 二指捏法 1

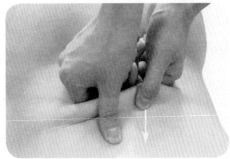

图 1-29 二指捏法 2

搓法

以两手夹住肢体，相对用力，做相反方向的快速搓动，同时上下往返移动。本法主要用于四肢、胸胁，有舒理肌筋、调和气血的作用，多作为治疗结束时的手法。

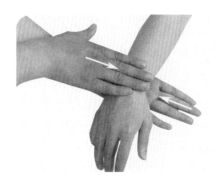

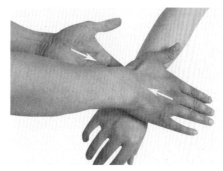

图1-30 搓法1 　　　　　　　　　　　图1-31 搓法2

捣法

是运用中指尖或指间关节突着力，反复快速而有节奏地叩击捣动的手法。有疏通经络、调节气血的作用。

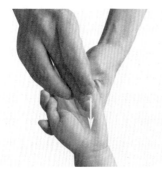

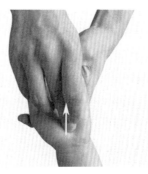

图1-32 捣法1 　　　　　　　　　　　图1-33 捣法2

拿法

是运用单手或双手，以拇指掌面与其余四指掌面对合呈钳形，施以夹力，以掌指关节的屈伸运动将肌肉提起的手法，具有通经活络、活血化瘀的作用。

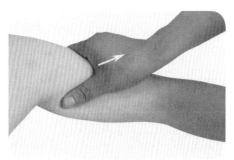

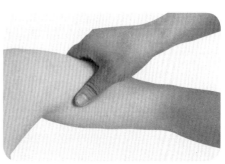

图1-34 拿法1 　　　　　　　　　　　图1-35 拿法2

推法

是运用手指、手掌按于患者肢体的治疗部位，向前或向两侧用力推之的手法。具有疏通经络、行气和血、调节脏腑功能等作用。主要包括掌推法、指推法、十指分推法。

①掌推法：以手掌着力于治疗部位，进行单方向直线推动。

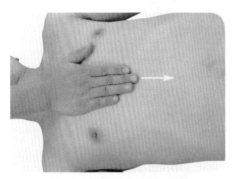

图 1-36　掌推法 1

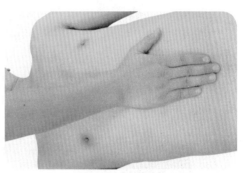

图 1-37　掌推法 2

②指推法：以指腹着力于治疗部位，进行单方向直线推动。

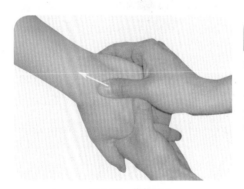

图 1-38　指推法 1

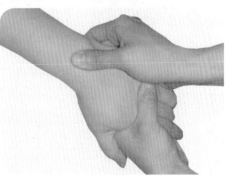

图 1-39　指推法 2

③十指分推法：十指微屈，自胸部正中线沿肋间隙向两侧分推。

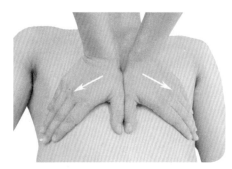

图 1-40　十指分推法 1

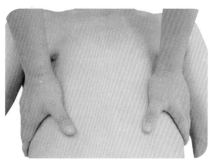

图 1-41　十指分推法 2

五、艾灸方法

灸法是我国中医学的外治法之一，具有温散寒邪、温通经络、活血逐痹、回阳固脱、消瘀散结等功效，有治疗疾病和预防保健的作用。灸材料通常以艾叶加工制成的艾绒为主。

艾绒的制法：艾叶经过捣碎去杂质，经反复多次的晒、捣、筛，形成淡黄色柔软洁净的细艾绒。将艾绒搓捏成大小不同的艾炷，或圆柱形艾条，易于燃烧，气味芳香，热力温和，能穿透皮肤，直达深部。

艾炷的制法：取纯净的陈年艾绒少许，放在平板上，用右手拇、食、中三指捏成圆锥形的小炷。也可把艾绒倒入艾炷器的锥形空洞中，用圆棒压紧，用金属针从背面小孔中把制成的艾炷顶出备用。手工制作的艾炷火力均匀，不易散裂和熄灭；用艾炷器制作的艾炷，艾绒紧实，大小一致。

艾条的制作：取艾绒 24g，平铺在 20cm×26cm 性质柔韧的桑皮纸上，自下而上卷起艾绒，愈紧愈好，卷紧后用胶水封口。

1. 艾炷灸法

艾炷灸法是将艾炷直接或间接放在穴位或部位上施灸的方法。

2. 艾条灸法

艾条灸是指用纸把艾绒卷成长筒状的艾条，点燃一端后在穴位或病变部位熏烤的一种灸治方法。

悬起灸法

悬起灸法是将点燃的艾条一端悬在距施灸部位 2～3cm 处，使患者有温热感而又不感到灼痛的一种方法。分为温和灸、雀啄灸、回旋灸三种。

①温和灸：将艾卷的一端点燃，对准穴位或患处，在距皮肤 2～3cm 处进行熏烤，使患者感觉温度适中，而又不觉灼痛的一种悬起灸法。有温经通络、散寒祛邪、活血化瘀、软坚散结等功效，还常用于保健灸。

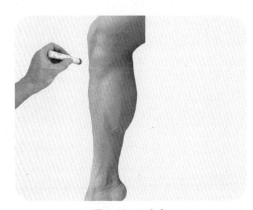

图 1-42 温和灸

②雀啄灸：将点燃的艾条一端对准穴区做一起一落的运动，施灸动作形如麻雀啄食，因此而得名。有激发经气的作用，因此，适用于灸治远端的病痛和内脏疾病。

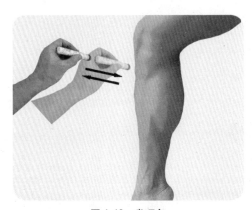

图 1-43 雀啄灸

③回旋灸：将点燃的艾条一端悬在施灸部位上方约 3cm 高处来回盘旋移动，使皮肤有温热感而又不感到灼痛的一种悬起灸法。该法对局部气血阻滞有消散作用，还能对经络气血的运行起到促进作用，适用于大面积经气瘀滞，如病损表浅而面积较大的病证。

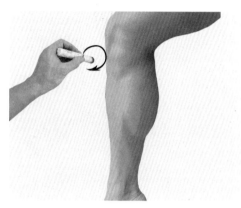

图 1-44　回旋灸

温灸盒灸

是在木制温灸盒内装上艾条，把温灸盒固定在某一部位施灸的一种灸法。温灸盒灸适用于背部和腹部，具有多经多穴同治、施灸面广、火力足、作用强、安全方便等优点。有调和气血、温通经络的作用，对慢性、虚寒性及病变部位广泛者尤为适宜。

六、刮痧方法

刮痧法

刮痧法分直接刮法和间接刮法两种。

刮痧疗法在刮背部膀胱经等部位时，需要有人协助，患者不可能自己进行，且刮痧过程中，部位、时间、强度等均有严格的技术要求。如刮痧的轻重适用于不同的情况，如果正虚刮痧太过反而加重气血的消耗而伤正，不利于身体健康。因此患者应到医院就医或者在医师的指导下进行，切不可擅自进行。

①直接刮法：是指在患者待刮部位均匀地涂上刮痧介质后，用刮痧板贴着患者皮肤反复进行刮拭，直至皮下出现痧痕为止。

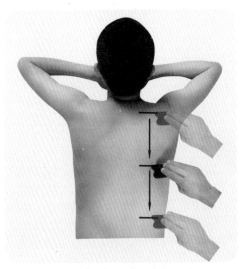

图 1-45　直接刮痧法

②间接刮法：是指在患者待刮部位放置一层薄布，然后用刮痧板在布上进行刮拭。此刮法可保护患者皮肤，多适用于儿童、年老体弱者，以及中枢神经系统感染、高热、抽搐、部分皮肤病患者。

揪痧法

在施术部位涂上刮痧介质后，术者五指屈曲，用食、中指第 2 指关节对准揪痧部位，揪起皮肤，提至最高处时，两指同时带动夹起皮肤快速拧转，再松开；如此反复进行 5 ～ 6 次，可听到"叭叭"声响。直至出现痧点为止。

扯痧法

在施术部位涂上刮痧介质后，术者用拇、食两指或用拇、食、中三指提扯患者皮肤，反复进行 5 ～ 6 次，至出现痧点为止。此法主要用于头面部、颈项部、背部的穴位。

挤痧法

在施术部位涂上刮痧介质后，术者用拇、食两指用力挤压患者皮肤，如此反复多次，直至挤出痧痕为止。

焠痧法

用灯心草或纸绳蘸麻油或其他植物油，点燃后快速对准施术部位，猛一接触皮肤听到"叭"的一声后快速离开，焠痧后皮肤有一点发黄或偶尔会起小泡。此法适用于小儿疰腮、喉蛾、吐泻、腹痛等病证。

由于焠痧法为有创疗法之一，患者应到医院就医，或者在医师的指导下进行，切不可擅自进行，以免发生意外。

拍痧法

术者用虚掌或刮痧板拍打施术部位，一般适用于痛痒、麻胀的部位。

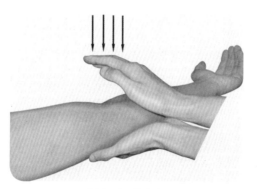

图 1-46　拍痧法

七、拔罐方法

闪罐法

是指将罐吸拔在应拔部位后随即取下，如此反复的一种拔罐法。用镊子或止血钳夹住蘸有适量酒精的棉球，点燃后迅速送入罐底，立即抽出，将罐拔于施术部位，然后将罐立即取下，如此反复。适用于以风邪为主的疾患。

由于闪罐法需要有专业人员协助，患者应到医院就医，或者在医师的指导下进行，切不可擅自闪罐，以免发生意外。

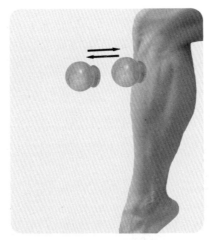

图 1-47 闪罐法

留罐法

又称坐罐法，是指罐拔在应拔部位后留置一段时间（一般 5～15 分钟）的方法。是历史最悠久、适用最广泛的一种拔罐法，在医院治疗及家庭保健中都经常被使用。

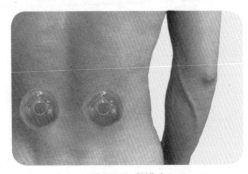

图 1-48 留罐法

走罐法

又称推罐法、拉罐法、行罐法、移罐法、滑罐法等，是指在罐具吸拔住后，再反复推拉、移动罐具，扩大施术面积的一种方法。拔罐前，先在罐口及应推拔部位涂一些润滑剂，如水、香皂水、酒类、油类、乳剂等。罐具吸住后，用手扶住罐底，用力在应拔部位上下或左右缓慢地来回推拉。此法兼有按摩作用，在临床中较为常用。

由于走罐法需要有专业人员协助，患者应到医院就医或者在医师的指导下进行，切不可擅自走罐。

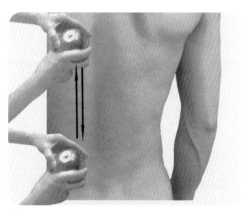

图 1-49　走罐法

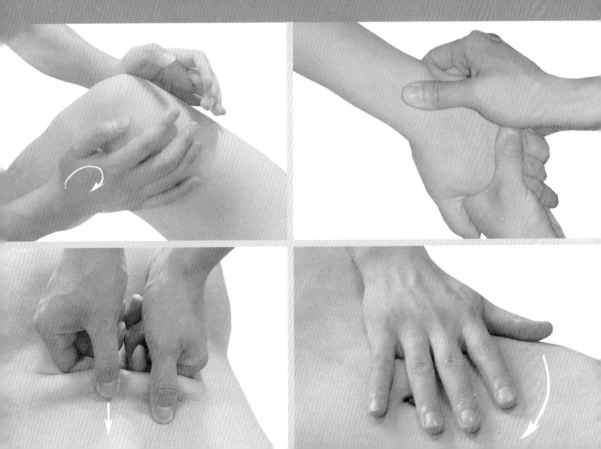

第二章

阳虚体质，怕冷

提到阳虚，我们首先要搞清楚阳到底是什么？中医学认为，阴阳是构成生命活动的两种最基本要素，生命活动的存在是阴阳两种因素协调平衡的结果。阳，就像太阳一样，指具有明亮、温暖、兴奋、外向、升举等特性。阳虚，就是指人体内阳气上述功能低下了的病理表现。

一、认识一下阳虚体质

那么，阳虚主要表现为什么呢？怎样才能知道自己是不是阳虚体质呢？

1. 阳虚体质的特征

畏寒怕冷：怕冷是阳虚体质最基本的征象。这类人经常手脚、腹部、背部冰凉。冬季容易生冻疮。这是阳气温煦功能减弱导致的。因为怕冷，阳虚体质的人比较喜欢吃温热的东西，如热汤热水或性偏温热的食物，诸如狗肉之类。一旦进食生冷的瓜果、性偏寒凉的蔬菜或者冷饮等，就容易出现胃痛腹泻等症状，这是中焦脾胃虚寒所致。

精神不振，睡眠偏多：除外饮食喜好，这类人还经常表现为精神不振，喜欢蜷缩，睡眠时间偏长，性格内向，不爱说话，情绪方面比较低落消沉。这是阳气虚弱，兴奋和鼓舞作用降低的表现。

性功能减退：阳虚体质的人常常表现为欲望降低，对好多事物都无法提起兴趣，最直接的表现为性欲减退。在男性为遗精，易阳痿、早泄；女性为白带增多，质地清稀，月经减少；这些情况均是阳气的振奋功能降低所致。

大小便改变：有些人甚至出现小便次数增多，颜色清淡，尤其夜间要起夜好多次，这是下焦虚寒、阳气温化功能减弱所致。有些人则表现为腹泻，更严重的是吃什么拉什么，大便里面常夹杂大量没消化的食物，这是中下焦热量的缺乏，不会转化食物所致。

面色、舌象和脉象：阳虚之人面色苍白，无光泽神采，嘴唇颜色也偏淡，且容易出现黑眼圈；舌象多表现为舌体颜色淡，胖大，比较娇嫩，甚至出现齿痕；脉象很沉细，这是阳气鼓动力不够的表现。

2. 为什么会形成阳虚体质

先天因素：父母遗传虚寒体质、受孕时父母体弱、母亲年长受孕、母亲孕期嗜食寒凉，或者早产，都是形成阳虚体质的先天因素。

后天阳气损伤：过食冷饮、过食海鲜、嗜食水果蔬菜、习惯性喝绿茶，或者经常处于阴冷的环境，很少锻炼等，导致阳气消耗和损伤。

3. 阳虚体质有什么不好

阳虚体质的人很容易患上以下疾病。

单纯性肥胖：因为阳气不足，细胞比较懒惰，吃进去的东西都不想用，能量消耗不了，积聚在体内，就形成肥胖。

痹证：关节疼痛、风湿性关节炎、类风湿关节炎等都叫痹证。素体阳虚的人非常容易得痹证。因为这类人体质都比较弱，阳虚则寒从内生，加上卫表阳气不固，中医学认为，"风寒湿三气杂至，合而为痹"，故而产生各种关节疼痛。所以调整体质、温补阳气可以避免痹证和有助于痹证的治疗。

水肿：体质偏阳虚的人水不能被阳气蒸腾气化，不能被人体利用，聚集在体内，就形成了水肿，以下肢肿为主。尤其有些女性到了更年期水肿就更明显。

此外，还有诸如脾胃虚寒证、女性生殖系统疾病、男性性功能衰退、腰部酸痛不适或发冷、面部青黑色斑、失眠烦躁、背部发凉、过敏性鼻炎、哮喘、神经性头痛、部分心脏疾患等都与阳虚有关。

所以，好好调整阳虚体质，温补阳气，可以避免此类疾病的发生，如果已经患上此类疾病，好的调理还有助于疾病的治疗和预后。

二、如何通过经络腧穴调养阳虚体质

1. 阳脉之海——督脉

督脉是人体奇经八脉之一。主干行于人体后正中线，循脊柱上行，经项部至风府穴，进入脑内，再回出上至头项，沿头部正中线，经头顶、额部、鼻部、上唇，到唇系带处按十四经流注与足厥阴肝经衔接，交于任脉。

督脉主司生殖，为"阳脉之海"。六条阳经都与督脉交会于大椎，督脉的功能主要可以概括为"总督诸阳"，即总督一身之阳经，有调节阳经气血的作用，所以，督脉被称为"阳脉之海"，或称"阳脉之都纲"。

督脉上有很多重要的穴位，比如百会、命门等，都对阳虚体质有很好的调理作用。

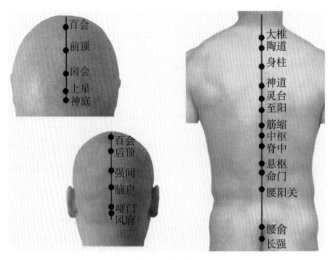

图 2-1　督脉图

2. 捏督脉

我们可以用捏督脉的方法调养阳虚体质。具体可以这样操作：

俯卧、赤身，在后背正中线，方向自下而上，从臀裂到颈部大椎穴，一般捏 3～5 遍，以皮肤微发红为适，在捏最后一遍时，捏 3 下，向上提 1 次，在中医里叫"捏三提一"，目的在于加大刺激量，提升阳气。这种捏督脉的方法，对于阳虚体质中焦虚寒证特别适用，因为他除了有提升阳气的作用外，对脾胃也就是对人体消化系统还有保健作用。

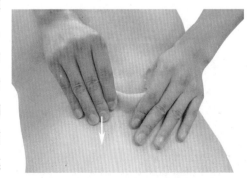

图 2-2　捏督脉

3. 补阳特效穴——关元、神阙、肾俞、命门

关元——在下腹部，前正中线上，当脐中下 3 寸，为温补元气的关键穴。本穴归于任脉，为任脉与足三阴经的交会穴，是全身强壮要穴。

神阙——益寿延年。位于脐窝正中，是人体最隐秘、最关键的要害穴窍，是长寿大穴。神阙为任脉上的阳穴，命门为督脉上的阳穴，二穴前后相连，阴阳和合，是人体生命能源的所在地。所以，古代修炼者把二穴称为水火之官，二穴常同用以培补元阳。

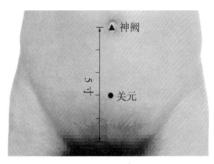

图 2-3 关元、神阙穴

肾俞——肾之背俞穴。是培补元阳（肾阳）的要穴。属足太阳膀胱经穴。在腰部，当第 2 腰椎棘突下，旁开 1.5 寸。具有益肾助阳强腰的功效。

命门——人体长寿之门，位于腰部，当后正中线上，第 2 腰椎棘突下凹陷中。命，人之根本也，以便也。门，出入的门户也。命门名意指脊骨中的高温高压阴性水液由此外输督脉。本穴因其位处腰背的正中部位，内连脊骨，在人体重力场中为位置低下之处，脊骨内的高温高压阴性水液由此

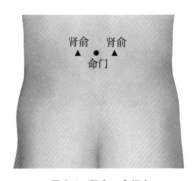

图 2-4 肾俞、命门穴

外输体表督脉。本穴外输的阴性水液有维系督脉气血流行不息的作用，为人体的生命之本，故名命门。

4. 艾灸补阳

灸法是中医学的外治法之一，具有温散寒邪、温通经络、活血逐痹、回阳固脱、消瘀散结的功效，有治疗疾病和预防保健的作用。艾灸可以补阳，所以，阳虚体质主要运用艾灸的方法进行调理。

最常用的就是艾灸腹部的神阙穴。具体做法是：用湿纸巾或湿纱布包裹适

量炒过的粗盐盖在肚脐上，再取 2～3mm 厚的生姜一片（扎上小孔以便透热）覆盖其上。用艾炷或者艾条施灸。

将隔姜灸、隔盐灸合并，效果更好。备生姜一片（大小厚薄如一元硬币，用缝衣针扎满针孔）、少许盐和清艾绒。用盐把肚脐填满，上放生姜片。将做好的圆锥形艾炷轻轻放在姜片上，点燃艾绒慢慢燃烧，烧完一炷再放一炷，一直到肚脐里的盐又黄又湿，感到犹如热水缓缓在腹中漫流。同时可配合热水泡脚（泡至膝关节下），直至皮肤发红。这样做几次，就可能晚上被窝也能暖热了，痛经减轻了，瘀血块少

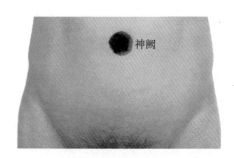

图 2-5　隔盐隔姜灸神阙

了，夜尿少了，脚也不怎么肿了，人会感到非常舒服，睡觉也会香一些。

此法适合于有任何症状的阳虚体质者。

5. 阳虚痛经——揉三阴交、合谷，搓腰揉腹

痛经是指妇女行经前后或行经期间，出现小腹及腰部疼痛，甚至剧痛难忍，或伴有面色苍白、头面冷汗淋漓、手足厥冷、恶心呕吐等症的一种妇科疾病。痛经又有原发性和继发性之分，前者是指生殖器无器质性病变的痛经，多见于青少年女性；后者是由于盆腔内脏器的器质性疾病所致，如子宫内膜异位症、盆腔炎或宫颈狭窄等。

很多人在理解"阳虚"方面可能存在一些误区，比如，很多人认为女性不是属"阴"吗，怎么也会存在阳虚呢？其实无论男女，每个人的机体中都同时存在阴、阳两种属性的物质及机能，人体阴阳平衡，才能健健康康。就如同现代医学所说的雌激素和雄激素两种物质同时存在于所有人的身体里一样，不是男性就没有雌激素，女性就没有雄激素了，任何一样物质的偏多或偏少都能导致疾病。女性身体内部出现"阳偏虚"的失衡状态也会导致很多疾病，比较常见的就是痛经。

中医学认为阳气不足，寒从内生，寒性收引凝滞，导致胞宫的气血运行不畅，"不通则痛"，则产生痛经。

女性发生痛经时，我们民间的土方就是给她喝"生姜红糖水"，这是很有道理的。生姜温阳散寒，红糖补血，热热地喝下去，阳气补了上来，阳气一鼓舞，就把女性小腹内的阴气冲散了，凝聚的阴邪（比如寒邪、瘀血等）散去，中医讲"不通则痛"，不通的因素去除了，自然就不痛了。痛经时，不光喝"生姜红糖水"管用，拿热水袋焐一焐小腹部，或者艾灸一下，凡是能温热的方法都行，非常管用，看来真是缺"阳"缺得不行了。

在治疗和预防阳虚痛经中，我们有很多好的方法。

治疗阳虚痛经的特效穴

关元——温暖子宫的要穴。本穴为任脉与足三阴经交会穴。任主胞胎，且该穴位于下腹部，靠近女性生殖器官，故该穴常用于治疗妇科疾病。痛经是妇科常见病，关元穴对痛经有治疗效果。本穴是强壮人体、补阳的常用穴。

气海——补气血、调冲任，治疗妇科病的常用穴。在下腹部，当前正中线上，脐中下 1.5 寸。任脉为阴脉之海，且任主胞胎，本穴归属任脉，有补肝肾、调冲任、理气血之功，主治月经不调、痛经等妇科疾病。本穴又称为"下丹田"，是补气以助阳的要穴。

中极——温养胞任，治痛经。在下腹部，前正中线，当脐中下 4 寸。任脉为阴脉之海，本穴归于任脉，为任脉与足三阴经的交会穴，有补肝肾、调冲脉、理气血、温经散寒之功，主治痛经、不孕、积聚疼痛、恶漏不止、胞衣不下等。中极位置与子宫相邻，取其局部治疗，能温养胞宫、驱散寒邪而达到治疗痛经的目的。

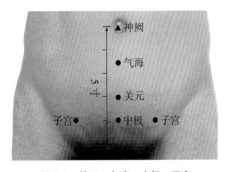

图 2-6 关元、气海、中极、子宫

子宫——妇科病的良友。在下腹

部，当脐中下4寸，中极旁开3寸。具有补益肾气、升阳举陷、养血调经之功，主治痛经等。现代医学子宫仅指生育胎儿的一个器官，中医传统医学中"子宫"是泛称，某些妇科病证都可以取本穴进行治疗。

八髎——振奋胞宫阳气，迅速驱走寒邪的妙穴。上髎：在骶部，当髂后上棘与后正中线之间，对第1骶后孔处。次髎：在骶部，当髂后上棘内下方，对第2骶后孔处。中髎：在骶部，当次髎下内方，对第3骶孔处。下髎：在骶部，当中髎下内方，对第4骶后孔处。上述四个穴位一侧一个，共八个，合称为八髎，八髎归于足太阳膀

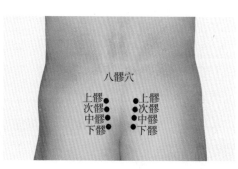

图 2-7　八髎穴

胱经。在女性，八髎穴的前方为女性内生殖器官，所以该穴对妇科病有较好的治疗效果，可用以治疗痛经。这八个穴位能够振奋胞宫的阳气以温暖胞宫，驱散寒邪而达到治疗痛经的目的。

艾灸

患者首先取仰卧位。术者立于患者身侧，将艾条的一端点燃，对其腹部进行回旋灸。其间可重点艾灸气海、关元、中极、子宫，距离皮肤2～3cm，进行熏烤，使患者局部有温热感而无灼痛为宜，每穴灸15～20分钟，或灸至以患者局部皮肤潮红为度，每日灸1～2次。

然后取俯卧位。术者立于患者身侧，将艾条的一端点燃，对其腰部进行回旋灸。其间可重点艾灸命门、肾俞、腰阳关、八髎穴。

艾灸腰腹部还有一个非常简便的方法，就是将点燃的艾条放进艾盒里，直接将艾盒放置在患者的腹部或腰部，并盖上薄被，使其有温热感即可。施灸30分钟左右即可。

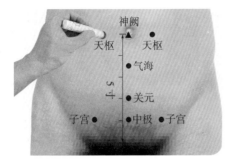

图 2-8　艾灸腹部重要补阳穴

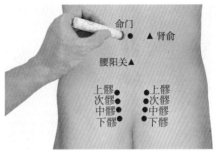

图 2-9　艾灸腰部重要补阳穴

按摩

①摩腹：患者取仰卧位，术者站于其身侧，用掌摩法顺时针、逆时针交替摩腹 5 分钟，力度需作用到胃肠。施术时术者手掌面附着于患者腹部，做环形而有节奏的抚摩，称摩腹。注意上肢及腕掌要放松，轻放于治疗部位上，以前臂带动腕及着力部位做环旋揉动，动作要和缓协调，用力宜轻不宜重，速度宜缓不宜急。

②点揉气海、关元、中极、子宫：患者仰卧位，术者站于其身侧，以拇指点揉气海、关元、中极和子宫穴，力度以得气为度，时间各持续约 1 分钟。施术时拇指指端置于穴位上，垂直用力向下持续按压人体穴位，同时加上拇指指端带动深层组织的轻柔缓和的环旋活动。注意拇指指端要吸定于治疗部位，施加的压力均匀，揉动幅度适中。

③搓腰：患者取俯卧位，术者站

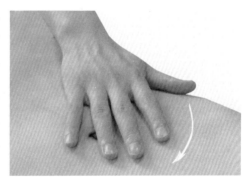

图 2-10　摩腹

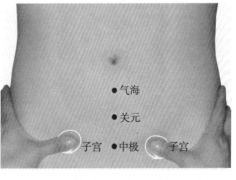

图 2-11　点揉气海、关元、中极、子宫

于其身侧，手掌完全贴于患者腰部，或用小鱼际对其肾俞、命门部来回施搓法，直至局部发热为度。

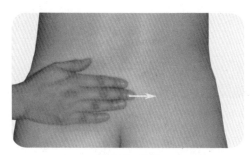

图 2-12　搓腰

④点揉八髎：患者俯卧位，术者站于其身侧，用双手拇指点揉八髎穴，各持续约 1 分钟。

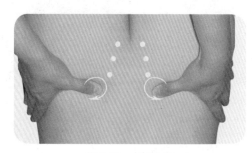

图 2-13　点揉八髎

附：食疗方

①益母草煮鸡蛋：鸡蛋 2 个，益母草 30g，元胡 15g，放入砂锅中加入适量清水同煮，鸡蛋熟后去壳再煮片刻，去药渣，吃蛋喝汤。经前 1 ～ 2 天开始服，每日 1 剂，连服 5 ～ 7 天。

②黑母鸡汤：黑母鸡 1 只，黄芪 10g，党参 10g，红枣 6 枚，生姜适量，水煮，喝汤吃肉，每周 1 次。

6.阳痿——按揉气海、关元、中极、八髎，按摩腹股沟，隔姜灸神阙

阳痿是指男性阴茎勃起功能障碍，表现为男性在有性欲的情况下，阴茎不

能勃起或能勃起但不坚硬，不能进行性交活动而发生性交困难。

中国传统理论认为，"男为阳，女为阴"，阳气对于男性尤为重要，阳气虚对男人造成的负面影响可能比女性更多，比如阳痿可由肾阳虚导致。"阳主动"，劳神过度，耗伤心肾，阴虚火旺或忧愁思虑，损伤心脾，肾中阳气亏虚，鼓舞力量不足，使男性阴茎无法勃起，就会造成阳痿。

治疗阳虚阳痿的特效穴

气海——补气增强体质的要穴。本穴为人体强壮要穴，具有大补元气、补血填精、益气固脱之功。阳痿多与疲劳有关，该穴治疗阳痿，不仅取其能补气的作用，而且由于其位于下腹部，可发挥局部治疗的作用。

关元——温肾壮阳而治阳痿的关键穴位。本穴归于任脉，为任脉与足三阴经的交会穴，具有滋阴填精、温肾壮阳之功，从而起到治疗阳痿的作用。

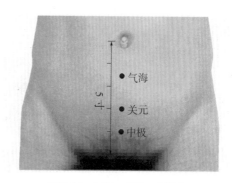

图2-14　气海、关元、中极穴

中极——壮元阳而起阳痿的常用穴。任脉为阴脉之海，本穴归于任脉，为任脉与肾经交会穴，有补肾培元、益精血、壮元阳之功，主治男性遗精、阳痿、早泄。

八髎——补肾壮阳的好穴位。八髎归于足太阳膀胱经，有补肾气、壮元阳之功，用以治疗阳痿等。

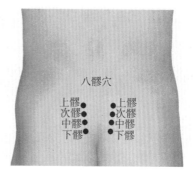

图2-15　八髎穴

按摩

①横摩下腹：患者仰卧位，术者立于其身侧，以一手手掌置于患者下腹部髂骨内侧缘处，横向摩动至身体对侧髂骨内侧缘处，反复摩动5～7分钟，以患

者有热感舒适为宜。注意施术时力度轻而不浮，重而不滞，要直线摩动。

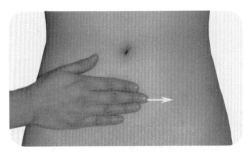

图 2-16　横摩下腹

②点揉气海、关元、中极：患者仰卧位，术者站于其身侧，以拇指点揉气海穴、关元穴、中极穴，力度以得气为度，时间各持续约 1 分钟。

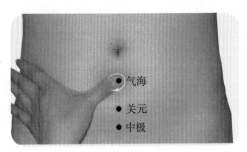

・气海

・关元

・中极

图 2-17　点揉气海、关元、中极

③点按八髎：患者俯卧位，术者站于其身侧，以双手拇指点按八髎穴各 1 分钟，力度以得气为度。施术时以拇指指端着力，持续按压人体的穴位，点的同时配合瞬间加大力度按压人体的穴位。点按时手指应保持一定姿势，避免出现手指过伸或过屈，造成损伤。

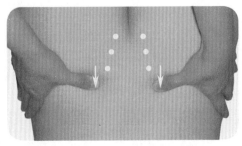

图 2-18　点按八髎

艾灸

患者仰卧位，术者将艾条掰下一段点燃后，放于艾盒中。将艾盒置于下腹部，覆盖气海、关元、中极穴，以患者感觉微热而无灼痛为宜，至皮肤微红潮湿为度。一般每次灸15分钟左右。然后患者取俯卧位，术者将艾盒置于八髎穴上，再施灸15分钟左右。

附：食疗方

①核桃仁炒韭菜：核桃仁50g，韭菜、香油、精盐各适量。将核桃仁用香油炸黄。将韭菜洗净，切成段后，放入核桃仁内翻炒，调入盐即可。佐餐随量食用，可补肾助阳，适用于阳痿。

②狗肉、羊肉、麻雀、核桃、牛鞭、羊肾、牡蛎、牛肉、鸡肝、蛋、花生米、猪肉、鸡肉、山药、银杏、冻豆腐、鳝鱼、海参、墨鱼、章鱼等，有助于提高性功能，改善阳痿。

7.告别膝关节炎，让你行如风——艾灸内外膝眼、鹤顶

膝关节炎是指由炎症、感染、创伤或其他因素引起的关节炎性病变，属风湿学科疾病。它的主要特征是关节红、肿、热、痛和功能障碍。膝关节炎的临床表现主要有疼痛、肿胀、畸形、运动障碍四大症状，各个症状还有不同兼症和特点，如伴膝关节腔积液、晨僵，以及弹响声等。

膝关节炎属于中医"痹证""骨痹""膝痹"范围，其主要是由于年老体虚，加以外邪侵袭而发病。外邪指的是风、寒、湿、热等自然界异常的气候变化。中医学认为，当人近50岁时，肝肾气血衰少，而肝主筋、肾主骨，与筋骨的关系非常密切，肝血不能养筋、肾精不能充骨，加以正气虚弱，不能抵抗风、寒、湿等外邪，风寒湿三气夹杂乘虚而入侵，就可以发病。由于"风寒湿邪，痹阻经脉，致使经脉不通，不通则痛"所致，寒湿之邪属于阴邪，"风为百病之长"，寒湿随风邪侵袭人体是本病的主要病因，阴邪侵袭的往往是阳虚体质的人，所以患膝关节炎的人我们归为阳虚体质。

治疗膝关节炎特效穴

内膝眼——治疗膝关节炎，温养膝关节的关键穴。内膝眼位于膝关节部，在髌骨与髌韧带内侧凹陷中。本穴是经外奇穴，对膝关节酸痛、鹤膝风、腿痛及其周围软组织炎等膝关节病变有特效。点揉、艾灸加之拔罐、刮痧等操作方法作用于本穴能够鼓动膝关节部位的阳气，从而治疗膝关节炎。

外膝眼——温养膝关节散寒邪。外膝眼位于膝关节部，在髌骨与髌韧带外侧凹陷中。本穴归足阳明胃经，是治疗膝关节病的常用穴。其能祛风除湿、通经散寒、疏利关节、除痹止痛，本穴通过振奋膝关节部的阳气，驱散侵袭膝关节的风寒之邪，从而缓解关节炎的症状。

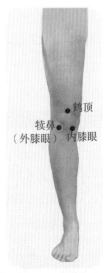

图 2-19　内膝眼、外膝眼、鹤顶穴

鹤顶——通络止痛，散膝关节寒邪的要穴。在膝上部，髌底的中点上方凹陷处。屈膝时该穴的位置形似仙鹤的头，故而得名。刺激本穴能够通利关节、祛风除湿、活络止痛，通过阳气的温热作用，驱散寒邪而达到止膝关节疼痛的目的。

按摩

①点揉穴位：患者仰卧位，术者站在其患肢侧，以拇指指端置于内膝眼、外膝眼、鹤顶穴上，在向下按压的同时加以环旋揉动穴位，每穴点揉1～2分钟，力度以患者能耐受为度。

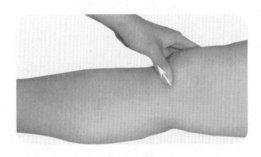

图 2-20　点揉穴位

②弹拨痛点：患者仰卧位，术者站在其患肢侧，在膝关节周围找寻压痛点，然后用拇指指端在向下按压痛点的同时加以环旋揉动，如此反复进行，每处点揉1～2分钟，力度以患者能耐受为度。

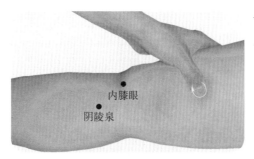

图2-21　弹拨痛点

③环揉膝关节：患者仰卧位，术者坐在其患肢侧，嘱其屈曲膝关节约成60°，术者双掌分别置于膝关节内外两侧后，在用力按压的同时，环旋揉动膝关节约2分钟，力度以患者感觉舒适为宜。

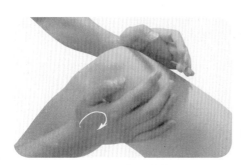

图2-22　环揉膝关节1

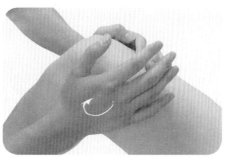

图2-23　环揉膝关节2

【拔罐】

在内、外膝眼以及痛点上拔罐，至皮肤出现瘀血为止，一般留罐10～15分钟，隔日1次。

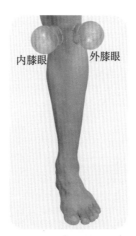

图 2-24 内外膝眼拔罐

刮痧

患者仰卧位，术者以刮痧板在内膝眼、外膝眼、鹤顶穴及压痛点上进行刮法操作，刮至皮肤微微渗血为度。

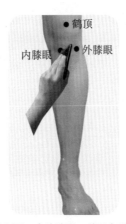

图 2-25 内外膝眼、鹤顶穴刮痧

附：食疗方

①牛藤桂心散：山茱萸 100g，怀牛膝 100g，桂心 60g。将以上原料洗净，晒干或晾干，共研成细末，每次 3g，每日 1 次，以黄酒送服。

②川芎茶：川芎 3g，茶叶 6g，共研成细末，和匀，开水冲泡，代茶饮，每日 1 次。

8.远离阳虚腹泻——艾灸神阙、天枢、足三里

腹泻亦称"泄泻"，是指排便次数增多，每日3～5次甚至更多，粪便稀薄，或泻出如水样。古人将大便溏薄者称为"泄"，大便如水注者称为"泻"，常伴有不同程度腹痛，临床上多合称为"泄泻"。发病2个月以上的叫慢性腹泻。本病一年四季均可发生，但以夏、秋两季多见。

泄泻病变脏腑主要在脾、胃和大肠、小肠。其致病原因有感受外邪、饮食不节、情志所伤及脏腑虚弱等，脾虚湿盛是导致本病发生的重要因素，两者互相影响，互为因果。治疗应以健脾温肾，固本止泻为主，多选取任脉及足阳明、足太阴经穴进行治疗。

为什么有些人会患慢性腹泻呢？有些人稍微吃凉一些的食物，或者性味偏凉的食物（比如梨、龟苓膏等），就会不停地往厕所里跑，他们的大便往往不成形，甚至泻下如水样。一次两次出现这种问题，可能是由于饮食不洁造成的，但是如果次数多了，那就应该引起我们的注意了，这不单单是食物的原因，还与我们自身的体质有关。这类人大多是脾肾阳虚体质的人，在生活中应当重视培补脾肾阳气，要不然久而久之肯定会引起身体其他不适。

治疗阳虚腹泻的穴位

神阙——培补脾肾阳气的关键穴。其深部为小肠，刺激神阙穴能够调节小肠泌别清浊的功能，使食物中的精微与糟粕各行其道，精微得以吸收，糟粕能够正常地排出体外，从而达到治疗慢性腹泻的作用。

天枢——升清降浊、调节气机枢转的关键穴。在腹中部，距脐中2寸。本穴归于足阳明胃经，居腹部，为大肠募穴，是大肠经气聚结之处，具有调理肠胃、祛湿止泻之功，对于慢性腹泻有特效。

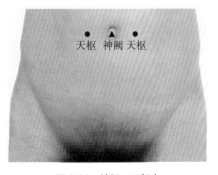

天枢　神阙　天枢

图2-26　神阙、天枢穴

足三里——脾胃之疾的必选穴。在小腿前外侧，当犊鼻穴下3寸，距胫骨前嵴约1横指。本穴为足阳明胃经的合土穴，是治疗脾胃病的首选穴，能补能泻，能升能降，能清能温，具有健脾通腑、利湿止泻之功，为治疗腹泻的常用穴。

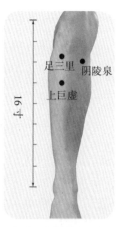

图2-27 足三里、上巨虚、阴陵泉穴

上巨虚——调理大肠而止泻的穴位。在小腿前外侧，当足三里下3寸，距胫骨前嵴约1横指。本穴归足阳明胃经，为大肠的下合穴，有调和肠胃、理气止痛、健脾祛湿之功，是治疗大肠病要穴。《灵枢·邪气脏腑病形》曰："大肠病者，肠中切痛而鸣濯濯……取巨虚上廉。"

阴陵泉——健脾化湿止泻的关键穴。在小腿内侧，当胫骨内侧髁后下缘凹陷处。本穴为足太阴脾经的合水穴，是脾经脉气所注之处，具有健脾化湿、通利三焦之功，为健脾祛湿利水要穴，刺激阴陵泉，使水湿得去，腹泻自止。

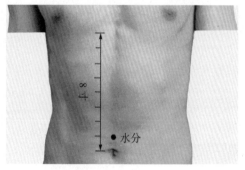

图2-28 水分穴

水分——健脾益气止泻的常用穴。在上腹部，当前正中线上，脐中上1寸。本穴居上脐，位于中焦，内通脾胃之气，脾能化湿，故本穴利水祛湿、健脾益气，是腹泻时的常用穴。

按摩

①点揉上述重要穴位：患者仰卧位，术者用拇指指腹按揉神阙、天枢、足三里、上巨虚、阴陵泉、水分穴，以酸胀为度，每穴持续1～2分钟。

②摩腹：患者取仰卧位，术者站于其身侧，用掌摩法顺时针、逆时针交替摩腹5分钟，力度需作用到胃肠。

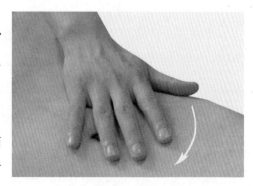

图2-29 摩腹

拔罐

　　患者仰卧位，术者先在天枢、水分及脐部周围进行拔罐，留罐 10 ～ 15 分钟，至皮肤出现瘀血或青紫为度。

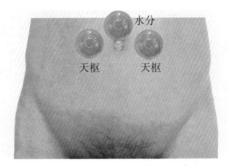

图 2-30　天枢、水分拔罐

艾灸

　　①艾灸穴位：将艾卷的一端点燃，对准足三里、上巨虚、阴陵泉穴，距离皮肤 2 ～ 3cm，进行熏烤，使患者局部有温热感而无灼痛为宜，一般每穴灸 10 ～ 15 分钟，至皮肤红晕潮湿为度。

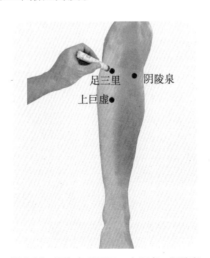

图 2-31　温和灸足三里、上巨虚、阴陵泉

②艾灸脐部及脐周：用艾条温和灸脐部周围重要的补阳穴位，或将艾条掰下一段点燃后，放于艾盒中，将艾盒置于腹部，以艾盒中央对准脐部中央进行艾灸。

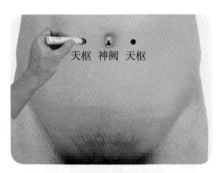

图 2-32　温和灸脐部周围重要补阳穴

刮痧

患者仰卧位，术者在天枢、足三里、上巨虚、阴陵泉、水分穴上进行刮痧操作，刮至皮肤微微渗血为度。

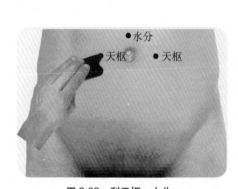

图 2-33　刮天枢、水分

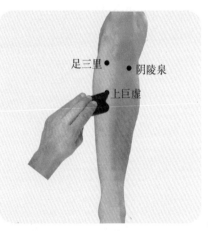

图 2-34　刮足三里、上巨虚、阴陵泉

如果出现以下情况，还可以选用这些穴位

脾俞——若见大便溏薄，腹胀肠鸣，面色萎黄，神疲肢软，舌淡苔薄，脉细弱者，为脾虚。以艾灸脾俞，配合上述治疗方法，以补脾气。

肝俞——若见嗳气食少，腹痛泄泻与情志有关，伴有胸胁胀闷，舌淡红，脉弦者，为肝郁。配合对肝俞进行刮痧，以疏肝解郁。

肾俞、关元——若黎明之前腹中微痛，肠鸣即泻，泻后痛减，形寒肢冷，腰膝酸软，舌淡苔白，脉沉细者，为肾虚。配合艾灸肾俞、关元加强补肾的作用。

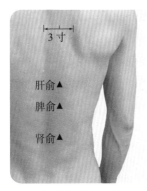

图 2-35　脾俞、肝俞、肾俞

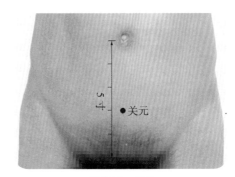

图 2-36　关元

附：食疗方

①益智仁粥：益智仁 5g，食盐少许，糯米 50g。益智仁研细末，糯米淘洗净，加水煮成稀粥，调入益智仁末，加食盐少许，稍煮片刻，待粥熟停火，早晚温热食。凡温热者或阴虚血热者忌服。

②牛肚苡米汤：牛肚 500g，薏苡仁 120g。将牛肚用开水烧后，刮净表面黑膜，加水煮成八成熟时，再入薏苡仁煮成汤，捞出牛肚切片，饮汤食肚。以脾虚腹泻最为适宜。

第三章

阴虚体质，缺水

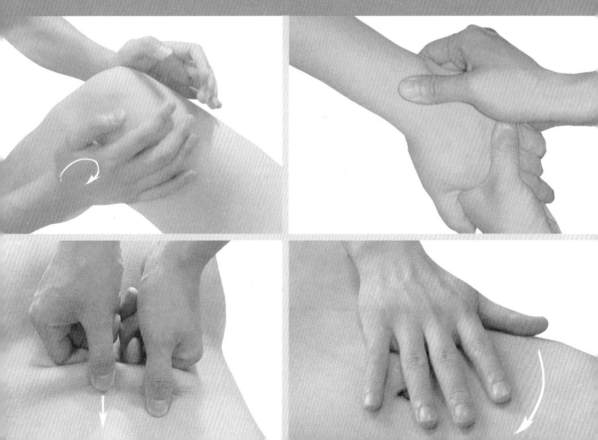

　　阴虚，正好和阳虚相对，所呈现的证候与阳虚的证候完全相反。阴虚主要指阴液亏虚。阴液亏损以后常表现为阴气主寒、主静、主润的功能降低。阴虚体质的人体内少水、阴分不足、缺乏滋润、干枯干涩、火偏盛。因女性较之男性有经、带、胎、产、乳等特殊的生理变化，而这些过程都要消耗阴血，血属于阴，所以，阴虚体质以女性较为常见。

一、认识一下阴虚体质

1. 阴虚体质的特征

　　体型消瘦：阴虚体质的人不太容易发胖，表现为瘦瘦的，短小精悍，肌肉结实比较紧凑。但是这类人并不一定就是吃得少，而是消耗得多，因为体内阴液亏损，呈现阴虚状态，阴无以制阳，则阳相对偏亢，表现为内火较重。所以他们比一般的人体热消耗大，被身体吸收的营养自然也少些，体现为外形消瘦。同时，因为阴液耗损严重则阴虚，就像一枚果子，刚摘下来新鲜饱满，可在太阳下一晒，水分蒸发了，就干枯了。同样的道理，阴虚阳偏亢，阳热将体内的血液和液体等水分蒸发了出去，自然就变得干瘦了。

　　但是值得注意的一点是，并不是所有瘦削之人都属阴虚，这就涉及阴虚的另一个特征。

　　性情急躁、易怒：要看一个瘦人是不是阴虚，首先要看他是不是脾气急躁，一般来说阴虚型瘦人最大的特点就是火大、性格急躁。朱震亨在《格致余论》中说："瘦人火多。"主要表现为急躁易怒、情绪波动大，做事动静特大，问这问那的，不容易安静，也容易失眠或睡眠时间短。这是阴主静功能的减弱，也就是阴气不足，其抑制功能降低，而使机体呈现亢奋的状态所致。

　　五心烦热：阴虚之人经常感觉手足心发热，并烦躁而喜食生冷，面色潮红，眼花耳鸣，并且喜欢喝冷饮。与此同时，这类瘦人不耐暑，却比一般人抗冻，而且吃同样的东西，比别人更容易上火。这些都是阴衰而阳盛，阴不能制阳，阳热之气相对旺盛的缘故。

干燥：耳目口鼻皮肤干燥，这是阴血津液亏虚，失于濡润的典型表现。大便干结，小便量少色黄。大便一粒一粒，呈羊屎状。小便量少而黄，甚至有一种干涩的感觉。这是阴液亏损，虚热燔灼，更进一步加重了体液虚耗的表现。

面色、舌象和脉象：阴虚之人的面色非常好看，多是两颧微微发红，口唇红嫩，像涂抹了胭脂口红。同时又因阴液失于濡润，而表现为眼睛干涩、皮肤偏干。舌体干瘦，舌质偏红，舌面缺少水分，甚至出现没有舌苔或苔面花剥，脉搏细数。这都是虚火烧灼所致。

2.为什么会形成阴虚体质

先天因素：先天不足，如孕育时父母气血不足，或年长受孕，早产，父母体质的遗传等。

后天因素：发热性疾病，消耗大量阴液；或房事过度，纵欲耗精；或工作和生活压力大，起居没规律，积劳阴亏；或大病之后，尤其曾患出血性疾病等；或因年少之时血气方刚，阳气旺盛也容易导致阴虚质；或平时过食辛辣、煎、炸、炙、烤的食物；或女性到更年期阶段阴液亏虚。

3.阴虚体质有什么不好

阴虚体质的人很容易患上以下疾病：

习惯性便秘。阴虚则体内阴血亏少，濡养机体的功能降低，这时机体就会想方设法地从饮食中吸收水分。另一方面，阴虚质的人由于自身阴液亏虚，会本能地加强肠道对水液的吸收。所以，阴虚体质的人便秘现象普遍存在。

失眠。因为阴虚的人会燥、热、烦。

血脂偏高。阴虚到一定程度血液黏稠，就会得高血脂、高血压。

干燥综合征。阴血津液亏虚，失于滋润，则出现一派干燥的现象。

糖尿病。糖尿病初起阶段都是阴虚为主的，表现为口干、饮不解渴，皮肤变薄变干。

二、如何通过经络腧穴调养阴虚体质

1. 滋阴大经——肾经

足少阴肾经为人体十二经脉之一，简称肾经。循行部位起于足小趾下面，斜行于足心（涌泉穴），出行于舟骨粗隆之下，沿内踝后缘，分出进入足跟，向上沿小腿内侧后缘，至股内侧，上股内侧后缘入脊内（长强穴），穿过脊柱，属肾，络膀胱。本经脉直行于腹腔内，从肾上行，穿过肝和膈肌，进入肺，沿喉咙，到舌根两旁。本经脉一分支从肺中分出，络心，注于胸中，交于手厥阴心包经。

肾为先天之本，肾阴肾阳是身体阴阳之本，又称为元阴元阳。"肾阴"这种重要的物质，能补充五脏六腑所需要的阴液，营养滋润形体、五官、孔窍，并与机体的阳气相平衡。肾阴如同雨水，人体肾中藏有的元阴是阴之本。五脏六腑、四肢百骸皆根于肾。故而补阴应从补肾阴为根本。肾经的原穴太溪，可作为滋阴补肾、强身健体的突破口。

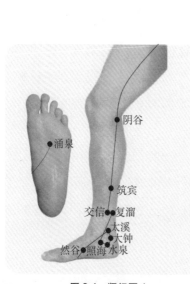

图 3-1 肾经图 1

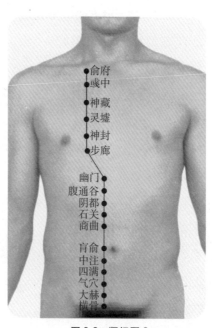

图 3-2 肾经图 2

2. 任脉——阴脉之海

任脉是奇经八脉之一，与督、冲二脉皆起于胞中，同出"会阴"，称为"一源三歧"。任脉行于胸腹正中，上抵颏部。任脉与六阴经有联系，称为"阴脉之海"，具有调节全身诸阴经经气的作用。

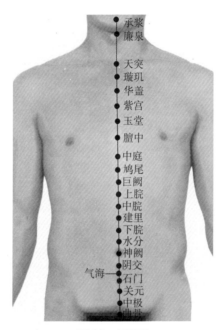

图 3-3 任脉图

3. 滋阴特效穴位——太溪、照海、三阴交

太溪——滋阴补肾的常用穴。位于足内侧，内踝后方与脚跟骨筋腱之间的凹陷处。

照海——照海穴在人体的足内侧，内踝尖下方凹陷处。照海是八脉交会穴，通阴跷脉，主治阴虚火旺诸症。这个穴位为什么叫照海？有什么寓意吗？照，照射的意思。海，就是大水。就是肾经的经水在此大量蒸发。照海穴通奇经八脉之阴跷脉。阴跷脉、阳跷脉左右成对，有"分主一身左右阴阳"之说。照海穴补一身之阴。孙思邈在《千金要方》里称照海穴为"漏阴"，就是说这个穴位出了问题，肾水减少，肾阴亏虚，引起虚火上升。所以，该穴有滋补肾阴的作用。

　　三阴交——三阴，足三阴经也，交，交会也。三阴交穴在小腿内侧，当足内踝尖上3寸，胫骨内侧缘后方；正坐屈膝成直角取穴。简便取穴法是，在脚踝骨的最高点往上，用自己的手横着放，约四根手指横着的宽度。本穴是足三阴经交会处，故名。三阴交穴就是我们的父母留给我们的巨额财产，可以帮助我们维持年轻，延缓衰老，推迟更年期。

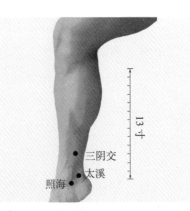

图3-4　太溪、照海、三阴交

　　4. 告别失眠，睡个好觉——点揉印堂、神庭、百会、四神聪

　　失眠是持续相当长时间的睡眠质量令人不满意，并影响日常生活的状况，常表现为难以入眠、维持睡眠困难，过早或间歇性醒来而致睡眠不足，常伴有头痛头昏、心悸、健忘、多梦等。失眠是一种最常见的睡眠紊乱，随着社会的发展，生活节奏的加快，失眠的发生率有上升趋势。失眠以七情内伤为主要病因，涉及心、脾、肝、胆、肾，病机总属营卫失和。阴阳失调为病之本，或阴虚不能纳阳，或阳盛不得入阴。

　　失眠为什么属于阴虚质呢？人们的睡眠周期也是由阴、阳来调控的，阴、阳相互交替，构成了人的清醒和睡眠之间的交替。夜间，活动了一天的阳气感到疲乏，于是准备入里休息，如果这时的阴不足，不能涵养阳气，阳气就不能得到休息，疲惫的阳气不能休息导致了失眠。所以，失眠是由于阴虚导致的。

　　失眠特效穴

　　印堂——在前额部，当两眉中间。本穴居头部眉间，具有疏散风热、散邪解表、清头目之功；督脉通于脑，本穴在督脉循行路线上，故有

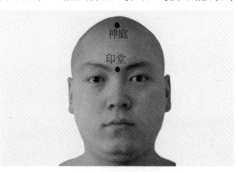

图3-5　印堂、神庭穴

镇惊安神、息风止痉之功，是失眠的特效穴。

神庭——在头部，当前发际正中直上 0.5 寸。本穴居于脑之上，归于督脉，督脉通于脑，脑为元神之府，故有镇惊、安神、开窍之功。本穴为督脉、足太阳、足阳明交会穴，具有清热散风、潜阳安神、醒脑息风的作用。失眠以脑神功能失调为主，故神庭是治疗失眠常选的穴位。

百会——在头部，当前发际正中直上 5 寸，或两耳尖连线的中点处。本穴归于督脉，居脑之上，督脉入属于脑，脑为元神之府，故本穴可调节神志，有开窍醒脑、息风化痰、定惊安神之功。

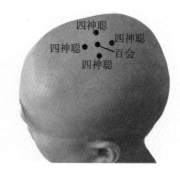

图 3-6　百会、四神聪穴

四神聪——在头顶部，当百会前、后、左、右各 1 寸，共 4 穴。本穴近百会，居于脑巅之上，脑为元神之府，故有镇惊安神、养血健脑之功，主治失眠、健忘等脑部疾病。

按摩

①点揉穴位：患者仰卧位，术者站或坐于其头前方，点揉印堂、神庭、百会、四神聪穴各 1 分钟，力度以患者能耐受为度。

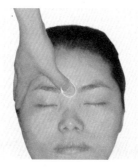

图 3-7　点揉印堂

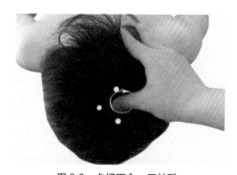

图 3-8　点揉百会、四神聪

②捏脊：患者俯卧位，术者站于其身侧，反复捏脊 4 ～ 7 遍。施术时两手略尺偏，两手食指中节桡侧横抵于皮肤，拇指置于食指前方的皮肤处，于骶尾部长强处用两手指共同捏拿肌肤，循脊椎或脊椎旁两侧沿直线徐徐捻动上移，边捏边拿，边提边放，连续灵活，直至颈部大椎穴。本法能调节脏腑功能，有助失眠的治疗。

走罐法

先在背部沿着膀胱经第 1、第 2 侧线上走罐，走至皮下瘀血为度，然后再沿膀胱经进行拔罐操作，留罐约 3 分钟即可。具体操作及注意事项见第一章走罐法。

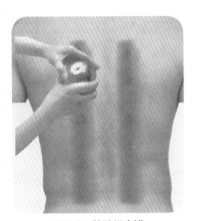

图 3-9 膀胱经走罐

艾灸

患者取舒适体位，术者立于患者身侧，将艾条的一端点燃，对准印堂、神庭、百会、四神聪穴，距离皮肤 2 ～ 3cm，进行熏烤。

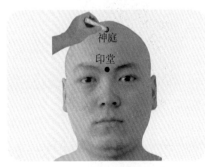

图 3-10 印堂、神庭温和灸

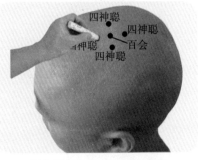

图 3-11 百会、四神聪温和灸

如果出现以下情况，还可以选用这些穴位

失眠的原因比较复杂，五脏六腑之间的功能相互影响，五脏六腑失调都能导致失眠。脏腑在背部都有相应的俞穴，所以我们可选择脊柱两侧 1.5 寸和旁开 3 寸的背俞穴进行临证加减，通过调理背俞穴来治疗失眠。其中重点是：

心俞——在脊柱区，第 5 胸椎棘突下，后正中线旁开 1.5 寸。心藏神，心血虚或心气虚导致的失眠多选心俞。

肝俞——在脊柱区，第 9 胸椎棘突下，后正中线旁开 1.5 寸。肝主情志，郁怒伤肝，肝气不舒、心神被扰导致的失眠多选肝俞。

脾俞、胃俞——脾俞，在脊柱区，第 11 胸椎棘突下，后正中线旁开 1.5 寸。胃俞，在脊柱区，第 12 胸椎棘突下，后正中线旁开 1.5 寸。胃不和则卧不安，饮食不节或脾胃虚弱均能导致失眠。这时多选用脾俞、胃俞。

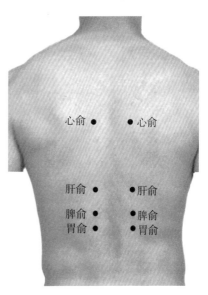

图 3-12　心俞、肝俞、脾俞、胃俞

附：食疗方

人参莲子汤：人参是大补元气之物，适合容易疲劳的人群；莲子能养心神、益肾气、健脾胃、增智力、解疲劳。食用时保留莲子心，其强心安神，缓解失眠多梦的效果会更显著。

5. 止盗汗——捏合谷、叩百会、揉劳宫、拍打足底

盗汗是中医的一个病证名，是以入睡后汗出异常，醒后汗泄即止为特征的一种病证。"盗"有偷盗的意思，古代医家用盗贼每天在夜里鬼祟活动来形容该病证具有每当人们入睡或刚一闭眼而将入睡之时，汗液像盗贼一样偷偷地泄出来。

中医学认为盗汗由阴虚所致。因为阴虚则阳盛，虚热内生，阴气空虚，睡则卫气乘虚陷入阴中，表无护卫，肌表不密，荣中之火独旺于外，迫津外泄则汗。醒则气固于表，玄府密闭而汗止。

盗汗有生理性和病理性之分。盗汗病人应注意自我养护，加强体育锻炼，合理食疗调养。

盗汗特效穴

合谷——汗证奇穴。合谷穴位于手背，第1、2掌骨间，当第2掌骨桡侧的中点处。以其中一手的拇指指骨关节横纹，放在另一手拇、食指之间的指蹼缘上，当拇指尖下是穴。对少汗、多汗都有良好的疗效。

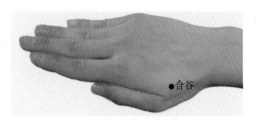

图 3-13 合谷穴

百会——本穴归于督脉，居脑之上，督脉入属于脑，脑为元神之府，故本穴可调节神志，有开窍醒脑、息风化痰、定惊安神之功。

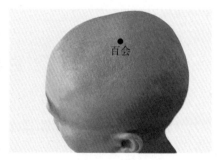

图 3-14 百会穴

劳宫——在掌心，当第2、3掌骨之间偏于第3掌骨，握拳屈指时中指尖处。取劳宫穴治疗可清心热，泻肝火。劳宫穴五行属火，具有清心火、安心神的作用，用于治疗失眠、神经衰弱等症。劳宫还具有治疗手掌多汗症的作用，汗为心之液。掌心主要有两个穴位，一个是少府穴，握拳时，小指指尖处，属于手少阴心经，五行也属于火，另一个就是劳宫穴，这两个穴位分属心经和心包经，而心包经的症状其实也是心经的症状。汗液为心火动心阴，在手掌蒸腾而出，人在紧张、焦虑时，手心出汗明显，在中医属于心神不安，心火妄动。因此劳宫和少府穴可缓解出汗症状，刺

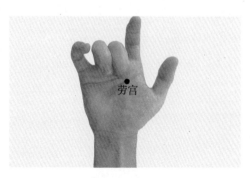

图 3-15 劳宫穴

激时以拇指按压劳宫穴，其余四指置于手背处，拇指用力按压揉动，0.5～1分钟即可，少府穴操作方式相同。

按摩

①捏合谷：用大拇指、食指、中指拿捏合谷穴（虎口处）处的皮肤，力量可大些，以感到酸胀且能忍受为度。

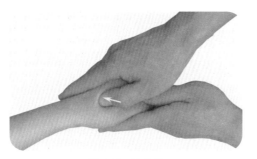

图 3-16　捏合谷

②叩头顶：双手十指尖从前发际正中适度叩击头顶，尤其是百会、四神聪。

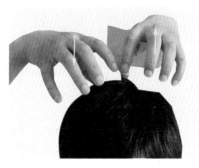

图 3-17　叩头顶

③揉劳宫：左右手交叉进行，每天 2～3 次，每侧每次各操作 10 分钟，也可借助小木棒、笔套等钝性的物体进行按摩；也可每晚临睡前半小时，先擦热双手掌，右掌按摩左劳宫，左掌按摩右劳宫各 36 次，可使心火下降。

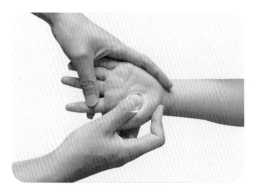

图 3-18　揉劳宫

④搓足底：可先用左手掌上下搓右足底 50 下，然后再用右手掌上下搓左足底 50 下，或医者以大鱼际置于患者足底，上下来回搓，以两侧足底均有发热感为宜。足底是人的"第二心脏"，人经常搓足底可以促进全身的血液循环，并能加强人体的免疫能力和足部的耐寒性。

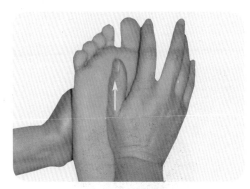

图 3-19　搓足底

> **脐疗法**

运用脐疗的方法治疗盗汗，在古今医学文献中介绍很多，并且有着非常显著的疗效，我们在临床实践中，也经常用脐疗的方法治疗盗汗，实践证明疗效确实肯定，尤其是对小儿盗汗症，收效更为满意。下面介绍几则治盗汗的脐疗方：

①五砂散：五倍子 5 份，辰砂 1 份。共研细末，贮瓶备用。用时取药散

0.5～1g，用温水调成糊状，于患者临睡前敷于肚脐，外以纱布覆盖，胶布固定。翌日晨起时取下，如无效可重复使用，一般连用 3 天即可奏效。本方适用于各种证型的盗汗，对因肺结核引起盗汗，也有比较显著的疗效。

②五味敷剂：五倍子、赤石脂、没食子、煅龙骨、煅牡蛎各 20g，辰砂 1g。共研细末，贮瓶备用。于临睡前取药粉 1g，用凉开水、食醋各半调匀，敷入脐中，纱布覆盖，胶布固定，翌晨去掉。每日 1 次，3～5 天为一疗程。本方无毒性，无副作用，具有较强的敛汗功能，各型盗汗均可使用。

以上二方，均安全有效，盗汗者不妨一试。

6. 调理五心烦热——按摩劳宫、少府，搓涌泉

手心加脚心再加心，称之为五心。五心烦热是指两手两足心发热，并自觉心胸烦热。有的病人表现为五心烦热，心烦不安，心情难以平静下来，手心脚心发热感，有向外冒火的感觉。晚上睡觉，即使天冷的时候也喜欢将手脚放在被子外面。多由阴虚火旺、心血不足，或病后虚热不清及火热内郁所致。心火妄动，心神不安，往往是阴虚火旺的表现，即肾阴不足，导致阴虚火旺。五心烦热是虚损劳瘵等病的常见症之一。

五心烦热特效穴

劳宫——取劳宫穴治疗可清心热，泻肝火。

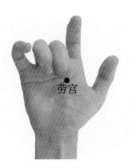

图 3-20 劳宫穴

少府——少府穴是手少阴心经的穴位之一，位于手掌面，第 4、5 掌骨之间，握拳时，当小指尖处。取穴时仰掌，手指屈向掌心横纹，当小指指尖下凹陷处是

穴。有发散心火，安心神的作用。

　　涌泉——在人体足底，位于足前部凹陷处第 2、3 趾趾缝纹头端与足跟连线的前三分之一处，为全身腧穴的最下部，乃是肾经的首穴。我国现存最早的医学著作《黄帝内经》中说："肾出于涌泉，涌泉者，足心也。"意思是说肾经之气犹如源泉之水，来源于足下，灌溉周身四肢各处。所以，涌泉穴在人体养生、防病、治病、保健等各个方面显示出重要作用。

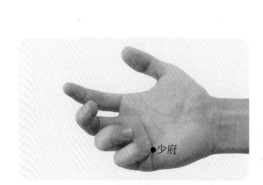

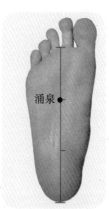

图 3-21　少府穴　　　　　　　图 3-22　涌泉穴

[按摩]

　　①按摩劳宫、少府：左右手交叉进行，每天 2～3 次，每侧每次各操作 10 分钟。

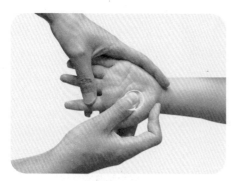

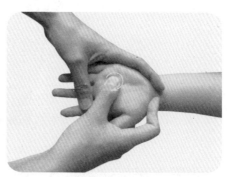

图 3-23　揉劳宫　　　　　　　图 3-24　揉少府

②搓涌泉：搓涌泉穴俗称"搓脚心"，它是我国流传已久的自我养生保健按摩疗法之一。在床上取坐位，双脚自然向上分开，或取盘腿坐位。然后用双拇指或大鱼际从足跟向足尖方向涌泉穴处，做前后反复的推搓；或用双手掌自然轻缓地拍打涌泉穴，最好以足底部有热感为适宜。

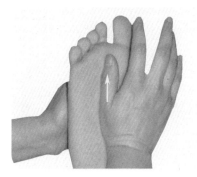

图 3-25　搓涌泉

7.阴虚型糖尿病的调理——气海、太溪、三阴交

糖尿病是常见的代谢内分泌病，其基本病理生理为相对或绝对胰岛素分泌不足所引起的糖、脂肪、蛋白质、水及电解质代谢紊乱。其主要特点是高血糖及糖尿。临床表现早期无症状，发展到症状期，可出现多饮、多食、多尿、疲乏、消瘦等症候群，严重时发生酮症酸中毒。常见的并发症及伴随症有急性感染、肺结核、动脉粥样硬化、肾和视网膜等大小血管病变以及神经病变。

本病属于中医学"消渴"的范畴，其基本病机是阴虚燥热，阴虚为本，燥热为标，二者互为因果，燥热甚则阴愈虚，阴愈虚则燥热愈甚。病变脏腑在肺、脾、肾三者之中可各有偏重，互相影响。

糖尿病是困扰全世界的一个难缠的疾病，中医理论认为糖尿病归根到底是由于阴虚引起的，阴虚导致燥热，燥热消灼人体的津液，导致进一步阴虚，糖尿病人消瘦的症状正是由于津液被耗引起的。糖尿病在中医根据发病的部位分为：发生在上焦的为"上消"，发生在中焦的称"中消"，发生于下焦者称"下消"。上焦主要伤及肺，中焦主要是脾胃，下焦主要伤及肾，从而分别发生多饮、多食、多尿的症状，以上三个症状加上"消瘦"，合称为糖尿病"三多一少"的症状。由于糖尿病发生的基本病机是阴虚为本，燥热为标，我们将本病归于阴虚质的范畴内。

特效穴

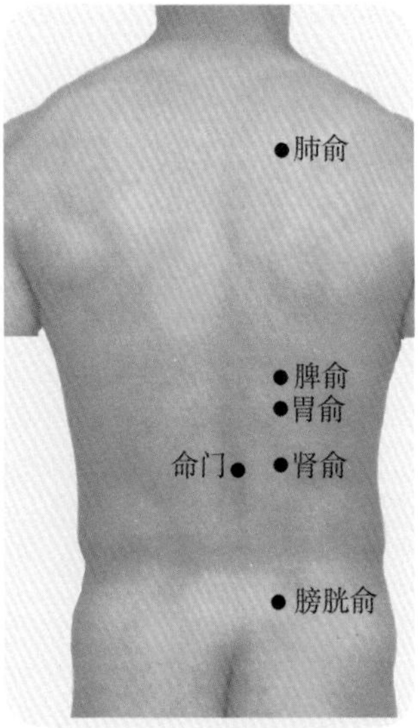

肺俞——在脊柱区，第3胸椎棘突下，后正中线旁开1.5寸。本穴归于足太阳膀胱经，为肺的背俞穴。消渴病主要是由于肺、脾、肾功能发生异常所致，肺俞是治疗肺脏病的要穴，故而对于消渴病的治疗，肺俞是必选穴。

脾俞——脾俞是治疗脾脏病的要穴，故而对消渴病的治疗，脾俞是必选穴。

胃俞——本穴归于足太阳膀胱经，为胃的背俞穴，位于中焦，胃俞是治疗中焦病变的要穴。消渴分为上、中、下三消，并相互影响，故而胃俞是治疗消渴病常用的穴位。

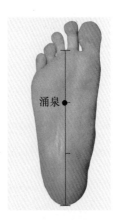

图3-26 肺俞、脾俞、胃俞、肾俞、膀胱俞、命门

肾俞——在脊柱区，第2腰椎棘突下，后正中线旁开1.5寸。本穴归于足太阳膀胱经，为肾的背俞穴。消渴病主要是由于肺、脾、肾功能发生异常所致，肾俞是治疗肾脏病的要穴，故而对消渴病的治疗，肾俞是必选穴。

膀胱俞——骶区，横平第2骶后孔，骶正中嵴旁1.5寸。本穴归于足太阳膀胱经，为膀胱的背俞穴，是膀胱经气转输之处，具有通利下焦、调节尿量的作用，故对于消渴病多尿的症状有治疗作用。

命门——温补命门，可以使阴虚之火得以潜藏，纠正糖尿病阴虚的症状。

涌泉——本穴为足少阴肾经井穴，井穴擅长治疗内脏疾病。肾主水，司小便开合，本穴归于肾经，故能够调节肾功

图3-27 涌泉穴

能。消渴病与肾脏的关系最为密切，涌泉穴不仅起到调节肾功能的作用，并且可以通过调节肾功能而调节消渴病"多尿"的症状。

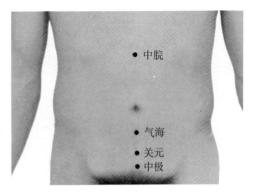

图3-28　气海、关元、中脘、中极

　　气海——任脉为阴脉之海，本穴归属任脉，任脉为"阴脉之海"，糖尿病在中医认为主要是由于阴虚造成的，调理气海穴可以起到气血双补的作用。

　　关元——本穴归于任脉，为任脉与足三阴经的交会穴，具有滋阴填精、温肾壮阳、培元固本之功，补肾阳而降虚火，用以治疗消渴。

　　中脘——在上腹部，脐中上4寸，前正中线上。中脘为任脉上的穴位，又是胃的募穴，有行气和调理脾胃的作用，对糖尿病中消的症状尤为适宜。

　　中极——中极是任脉的穴位，又是膀胱的募穴，膀胱调节尿量，糖尿病往往有"多尿"的症状，所以选用本穴治疗糖尿病。

　　太溪——太溪归肾经，肾者属水性寒凉，且水以克火，故有滋阴液、降虚火之功，是治疗阴虚火旺的常用穴。糖尿病的根本原因是由阴虚造成的，故而选用本穴。

　　三阴交——三阴交归足太阴脾经，又是肝、脾、肾三条经络的交会穴，作用广泛，有理气活血的作用。糖尿病为代谢性疾病，刺激三阴交使气血调和，有助于人体正常代谢的恢复，从而起到治疗糖尿病的作用。

　　足三里——足三里为胃经的穴位，"肚腹三里留"，本穴是治疗脾胃病最常用的穴位，对于糖尿病的中消尤为适宜。"脾胃为后天之本"，本穴有调理后天脾胃的作用，对糖尿病的其他症状也有很好的治疗作用。

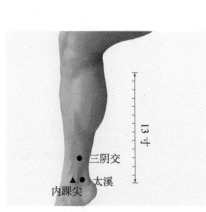
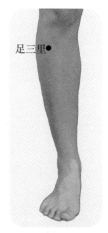

图 3-29　太溪、三阴交　　　　图 3-30　足三里

按摩

①点揉穴位：用拇指按揉上述穴位，以酸胀为度，每穴 1～2 分钟。如点揉中极穴。

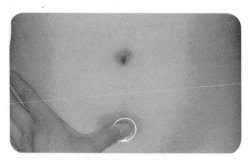

图 3-31　点揉中极穴

②横擦腰骶：患者俯卧位，术者站于其身侧，横擦患者腰骶部肾俞、命门处，反复操作约 1 分钟。施术时以手的尺侧置于患者腰骶部，做横向直线往返擦动，以局部皮肤微红温热为度。本法浮而不沉，作用于肌肤，滑而不滞，比摩法速度快，着力持续连贯，速度均匀而和缓。操作时沉肩，屈肘，悬腕，将力集中于施术之手掌尺侧。

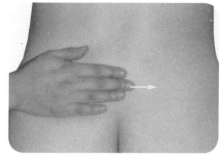

图 3-32　横擦腰骶 1

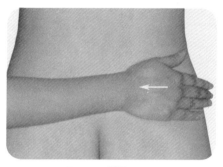

图 3-33　横擦腰骶 2

 艾灸

　　选取肺俞、脾俞、肾俞、三阴交、太溪、足三里，在灸穴抹涂一些凡士林，使之黏附，然后将麦粒大的艾炷放置灸穴上，用线香或火柴点燃，任其自燃，或微微吹气助燃。至艾炷烧近皮肤，患者有温热或轻微灼痛感时，即用镊子将未燃尽的艾炷移去或压灭，再施第 2 壮，每穴灸 3～5 壮，也可用艾条温和灸各腧穴。隔日 1 次，10 次为 1 个疗程，连续灸 5～6 个疗程。糖尿病患者切不可施瘢痕灸，以免引起感染。

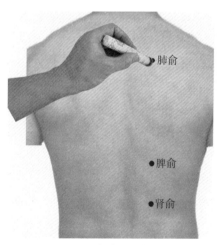

图 3-34　温和灸肺俞、脾俞、肾俞

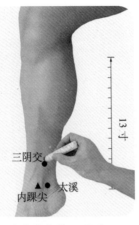
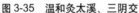

图 3-35 温和灸太溪、三阴交

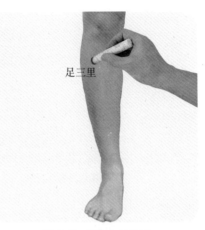

图 3-36 温和灸足三里

8.告别高血压，让你不再如坐舟车——太阳、涌泉、太冲、肝俞

高血压病又称原发性高血压，是以动脉压升高尤其是舒张压持续升高为特点的全身性、慢性血管疾病。本病病因尚不十分清楚，长期精神紧张、有高血压家族史、肥胖、饮食中含盐量高和大量吸烟者发病率高。临床上以头晕头痛、耳鸣健忘、失眠多梦、血压升高（血压达到确诊高血压水平，舒张压大部分时间在 90 ～ 100mmHg）等为基本特征。晚期病人常伴有心脑肾等器质性损害。

高血压属中医学眩晕、头痛的范畴，也有少数高血压患者，没有头晕目眩、头痛头胀的表现。中医认为高血压发病与体质因素、情志因素和生活失调等有密切关系，而以体质和情志关系更为重要。其多属于中医肝肾阴虚，肝阳亢盛的类型。

高血压的根本病机是由于阴虚阳亢、水不涵木所致，即肾阴虚不能涵养肝木。水生木，肾属水，肝属木，肾中之水充盈，才能够涵养肝木，肝木汲取肾水才能健康生长，若肾水亏虚，肝木不能汲取足够的肾水，肝木躁动不安，就会表现为表象上的肝阳亢进，其实肝阳亢进是假象，根本原因是由于肾阴虚所致。所以我们将高血压放在阴虚质中进行讨论。

太阳——经外穴。在颞部，当眉梢与目外眦之间，向后约一横指的凹陷处。本穴在手少阳三焦经的循行路线上，具有三焦经腧穴的性能，能疏散风热、通络止痛，主治高血压引起的头痛等。本穴位居目后外凹陷中，疏散少阳风热、祛风、通络，奏清肝胆热之功而达到降血压的目的。

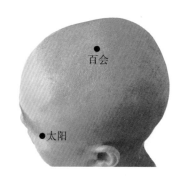

图 3-37　太阳、百会

百会——归于督脉，居脑之上，督脉入属于脑，脑为元神之府，本穴可调节神志，有开窍醒脑、定惊安神之功，高血压的症状以头晕头痛最为常见，故百会可用以治疗高血压。

涌泉——本穴为足少阴肾经井穴，肾脏藏真阴真阳，刺激涌泉穴有滋阴潜阳的作用，以治疗由于阴虚阳亢导致的高血压病。

太冲——在足背侧，当第 1 跖骨间隙的后方凹陷处。本穴归于足厥阴肝经，具有疏肝理气、平肝潜阳、息风止痉、疏散肝胆风热之功。高血压为肝阳上亢，肾水不能涵养肝木所致。故对高血压的治疗，一定要平肝潜阳，所以太冲是治疗高血压的必选穴。

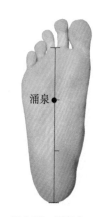

图 3-38　涌泉穴

肝俞——本穴为肝的背俞穴，是肝脏经气转输之处。肝属木，木性升发，肝体阴而用阳，即肝的属性为阴，但功能表现以阳为主，肝阳上亢可导致头痛、头晕的症状，即现代医学所称的高血压。本穴平肝潜阳，主治高血压等。

肾俞——为肾之背俞穴，是肾气输注之处，能调补肾气，具有滋阴填精、温肾壮阳、益肾强腰的作用。调补肾俞穴，使肾中阴水得滋，肾水充足，涵养肝木，肝阳得降，则高血压导致头重脚轻的症状就能得到缓解。故而选用肾虚穴作为高血压的特效穴。

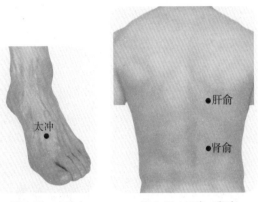

图 3-39　太冲穴　　　图 3-40　肝俞、肾俞

按摩

①点揉穴位：用拇指点揉太阳、百会、太冲穴，以酸胀为度，每穴 1～2 分钟。

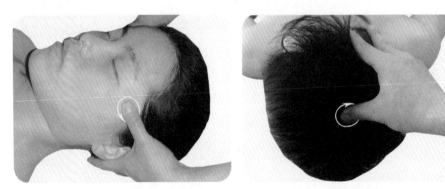

图 3-41　点揉太阳　　　图 3-42　点揉百会

②梳头栉发：患者仰卧位，术者坐于患者头前方，两手指张开，以手代梳，分别从前额开始经头顶或颞部到枕部做梳头动作，两手手指同时用力，做轻快的梳理动作。反复进行，每次 3 分钟。

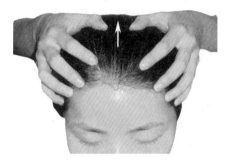
图 3-43　梳头栉发 1

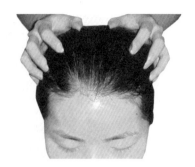
图 3-44　梳头栉发 2

③推桥弓：患者仰卧位，术者站或坐于其头前方，用拇指或四指着力，压力适中，自上而下推桥弓（翳风穴至缺盆的连线），称为推桥弓。施术时应以拇指着力，压力适中，两侧交替，大约 1 分钟。注意动作要轻，两侧要交替推。

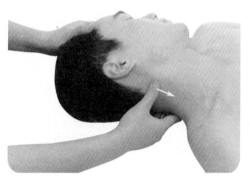
图 3-45　推桥弓

拔罐

①先在背部沿膀胱经线进行走罐，走至皮肤微有出血点为度，然后沿背俞穴从上到下进行拔罐，留罐 5 分钟。

②在肝俞上用刺血拔罐疗法，每侧肝俞大约放血 2mL，或放出血的颜色由深变浅为止。隔日 1 次，10 次为 1 疗程。

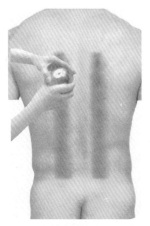
图 3-46 膀胱经走罐

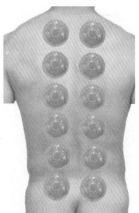
图 3-47 膀胱经拔罐

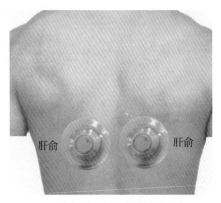
图 3-48 肝俞刺络放血

刮痧

在太阳、肝俞穴上进行刮痧操作，至局部微微渗血为度。隔日1次。

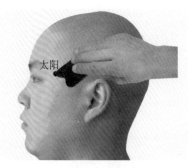
图 3-49 太阳刮痧

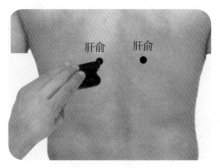
图 3-50 肝俞刮痧

附：食疗方

①绿豆海带粥：绿豆、海带各 100g，大米适量。将海带切碎与其他 2 味同煮成粥。可长期当晚餐食用。

②醋泡花生米：生花生米浸泡醋中，5 日后食用，每天早上吃 10～15 粒，有降压、止血及降低胆固醇作用。

③菊花粥：菊花末 15g，粳米 100g。菊花摘去蒂，上笼蒸后，取出晒干或阴干，然后磨成细末，备用。粳米淘净放入锅内，加清水适量，用武火烧沸后，转用文火煮至半成熟，再加菊花细末，继续用文火煮至米烂成粥。每日晚餐食用。

④菊花茶：所用的菊花应为甘菊，其味不苦，尤以苏杭一带所生的大白菊或小白菊最佳，每次用 3g 左右泡茶饮用，每日 3 次，也可用菊花加金银花、甘草同煎代茶饮用，有平肝明目、清热解毒之特效。对高血压、动脉硬化患者有显著疗效。

⑤山楂茶：山楂所含的成分可以助消化、扩张血管、降低血糖、血压。其饮用方法为，每天数次用鲜嫩山楂果 1～2 枚泡茶饮用。

9.更年期更逍遥——擦背俞、擦涌泉、揉三阴交

女性 45～55 岁身体各器官、内分泌腺体、心理及生理均发生各种改变。妇女卵巢功能逐渐衰退直至功能丧失，生殖器官开始萎缩，功能也逐渐衰退。10%～30% 的妇女不能适应此种变化，在此期间就表现出一系列程度不同的性激素减少、植物神经功能紊乱的症候群统称为更年期综合征。很多妇女会出现如脾气暴躁、汗出量多等，这是因为绝经期前后女性阴液逐渐亏虚，不能涵养阳气，于是阳气四散，就会出现异于平常的各种表现，临床表现复杂。在诊断本病时，年龄是重要的因素，再结合症状，不难诊断。更年期综合征不是专属于女性的疾病，50 岁左右的男性也会罹患本病。

主要表现有：头面部潮红、头晕、心悸、血压升高，伴有眩晕、耳鸣、眼花、记忆力减退、失眠、焦虑、抑郁、容易激动等症状。

绝经前后，肾气渐衰，冲任渐亏，以致阴阳平衡失调，脏腑功能失常。尤以肾阴亏虚为主，故表现为一派阴虚之象。

特效穴

肝俞——为肝的背俞穴，是肝经气转输之处，肝主疏泄，本穴有疏肝解郁之功。肝藏血，女人以血为本，更年期人体的生理变化，与血的关系至为密切。本穴补肝血、柔肝阴，故选用本穴治疗更年期综合征。

肾俞——为肾之背俞穴，是肾气输注之处，能调补肾气，具有滋阴填精、温肾壮阳、培元固本之功。更年期综合征与肾阴虚导致肾阳相对亢盛有关，故肾俞是治疗本病的重要穴位。

心俞——心的背俞穴，是心气转输、输注之处，内通于心，具有调气血、通心络、宁心神之功。更年期综合征的患者大都有心神失养的症状，故心俞是本病的特效穴。

涌泉——为足少阴肾经井穴，交于心经，故可调节心气，本穴又具有滋肾阴、降虚火、滋阴益肾、平肝息风的作用，故为治疗更年期综合征的特效穴。

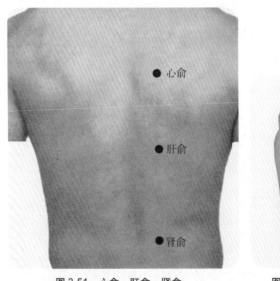 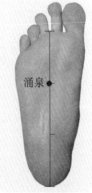

图 3-51　心俞、肝俞、肾俞　　　图 3-52　涌泉

百会——归于督脉，居脑之上，督脉入属于脑，脑为元神之府，故本穴可调节神志，有定惊安神之功。更年期综合征以植物神经功能紊乱所致的情志症状为主，所以选取百会来调节该病所导致的情志异常。

神阙——位居脐窝正中，为先天精气进入之处，有培元固本之功。任脉为阴脉之海，总统一身之阴，本穴归于任脉，有滋肾阴、调阴经、益精血之功，对肾阴虚所致的更年期综合征有很好的作用。

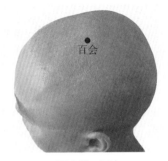

图 3-53　百会

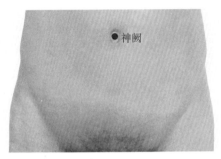

图 3-54　神阙

按摩

①点揉穴位：患者仰卧位，术者站或坐于其头前方，以拇指点揉百会穴，力度以有酸胀感为度，持续约 1 分钟。

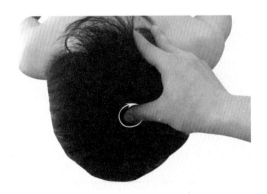

图 3-55　点揉百会

②调补神阙：患者仰卧位，术者立于其身侧，术者将手掌放置于患者脐上，做逆时针和顺时针方向的交替揉动，而逆多顺少为调补，持续操作约 5 分钟。

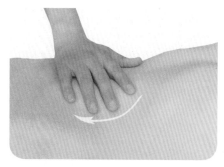

图 3-56　调补神阙 1

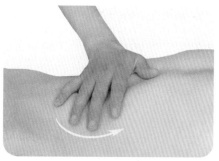

图 3-57　调补神阙 2

③捏脊：患者俯卧位，术者站于其身侧，反复捏脊 6～8 遍，力度以患者能耐受为度。

④擦背俞穴：患者俯卧位，术者站于其身侧，用擦法在患者背部肝俞、胆俞、脾俞穴处操作，手法要求深透，持续 5 分钟。施术时手指自然屈曲，似握空拳，肩背放松，略屈肘、悬腕，将手背及手掌尺侧吸定于患者的施治部位，以腕部关节轻松自然地内外一扣一翻进行往返滚

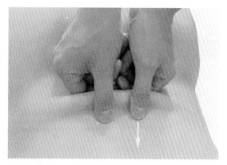

图 3-58　捏脊

动。操作时着力部位应吸附于治疗部位上，避免往返拖动，用力均匀，动作协调，不可忽快忽慢，时轻时重，患者应感觉施治部位舒适而轻松。

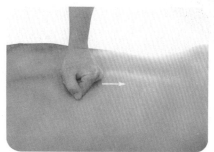

图 3-59　擦背俞穴 1

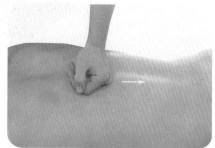

图 3-60　擦背俞穴 2

⑤擦涌泉：患者仰卧位，术者站于其身侧，用大鱼际擦足心涌泉穴 3 分钟，以局部皮肤微红透热，患者感舒适为宜。

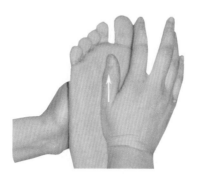

图 3-61　擦涌泉

拔罐

先在背部沿膀胱经走罐，走至皮肤微有出血点为度，然后沿背俞穴从上到下进行拔罐，留罐 5 分钟。

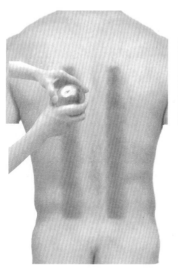 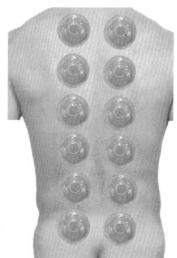

图 3-62　膀胱经走罐　　　　　图 3-63　膀胱经拔罐

刮痧

患者俯卧位，术者站在患者的一侧，手持刮痧板在患者背俞穴上进行刮痧操作，刮至局部微微渗血为度。隔日 1 次。

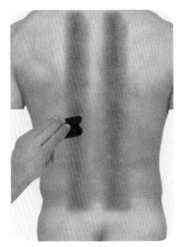

图 3-64 背俞穴刮痧

附：食疗

①甘麦大枣粥：大麦、粳米各 50g，大枣 10 枚，甘草 15g。先煎甘草，去渣，后入粳米、大麦及大枣同煮为粥。每日 2 次，空腹食用。具有益气安神，宁心美肤功效。

②生地黄精粥：生地、制黄精、粳米各 30g，先将前 2 味水煎去渣取汁，用药汁煮粳米粥食之。每日 1 次。

③合欢花粥：合欢花干品 30g，或鲜品 50g，粳米 50g，红糖适量。将合欢花、粳米、红糖同放锅内加水 500mL，用文火煮至粥熟即可。每晚睡前 1 小时空腹温热食用。具有安神解郁、活血悦颜、利水消肿等功效。

10. 习惯性便秘——常揉天枢、大横、支沟、足三里

随着生活水平的提高，人们的饮食结构也发生着变化，由原来的以蔬菜为主的饮食结构，逐渐转变为荤素搭配。但饮食太过肥甘厚腻，肠道中粗纤维减少（粗纤维能够延长水分在肠中滞留的时间），常常导致便秘，偶尔便秘通过饮食调理和锻炼能很快得到纠正，但是经常发生便秘，这时我们就得留意是不是自身体质发生了什么变化。阴虚是导致习惯性便秘最常见的原因，肠道中阴液亏虚，故使得其中的食物残渣因缺乏水分而变得干硬，从而导致便秘。

习惯性便秘是指便质干燥坚硬，秘结不通，排便次数减少（3～5 日，甚至

7～8日排便一次），间隔时间延长或虽便意频频而排出困难，且伴便后有残留或不适感，腹满坠胀，里急后重，头晕乏力等，但应排除器质性因素。便秘常由心理因素、胃肠运动缓慢、肠刺激不足、排便动力缺乏等原因引起。

中医学认为便秘主要为大肠传导功能失常，粪便在肠内停留时间过长，水液被吸收，以致便质干燥难解。本证的发生与脾胃和肾脏的关系密切。由于现代人把熬夜作为家常便饭，出现的便秘大都是由于阴虚造成的习惯性便秘。

特效穴

天枢——归于足阳明胃经，居腹部，为大肠募穴，是大肠经气聚结之处，能疏通大肠腑气，腑气通，则大肠传导功能恢复正常，故该穴具有调理肠胃、润肠通便之功，用于治疗便秘，效果较好。

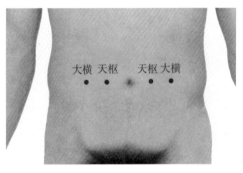

图 3-65 天枢、大横

大横——在腹中部，距脐中 4 寸。本穴归于足太阴脾经，位居脐旁，具有通调肠腑、健脾和胃之功，用治便秘。

支沟——在前臂背侧，当阳池与肘尖的连线上，腕背横纹上 3 寸，尺骨与桡骨之间。本穴属手少阳三焦经，三焦为运行气血的通道，故本穴能调节气机的运行，有理气、健脾和胃、泻热通便之功。

足三里——为足阳明胃经的合土穴，是治疗脾胃病的首选穴，能补能泻，能升能降，通过健运脾胃使脾胃升降功能恢复正常而起到通导大便的作用。

上巨虚——足阳明胃经，为大肠的下合穴，有调和肠胃、通腑泻热之功，是治疗便秘的要穴。

太溪——归于肾经，肾者属水、性寒凉，且水

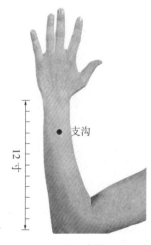

图 3-66 支沟

克火，故有滋阴液、降虚火之功，是治疗阴虚火旺的常用穴，对阴虚造成的习惯性便秘有治疗效果。

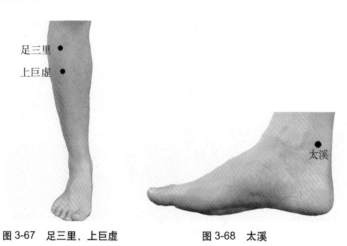

图 3-67 足三里、上巨虚   图 3-68 太溪

按摩

①摩腹：患者取仰卧位，术者站于其身侧，用掌摩法顺时针、逆时针交替摩腹 5 分钟，力度需作用到胃肠。

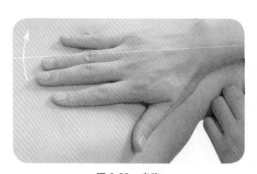

图 3-69 摩腹

②点揉穴位：患者取仰卧位，术者站于其身侧，以拇指点揉天枢、大横、支沟、足三里、上巨虚、太溪穴，力度以得气为度，时间各持续约 1 分钟。

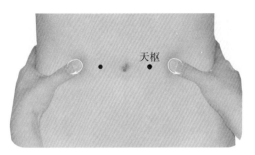

图 3-70　点揉天枢、大横

[拔罐]

　　患者仰卧位，术者在以上所选穴位上采用单纯拔罐法操作，留罐 10 ～ 15 分钟，至皮肤出现紫红色瘀血为度。

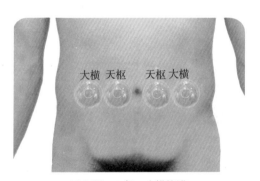

图 3-71　天枢、大横拔罐

[刮痧]

　　患者俯卧位，术者站在患者的一侧，手持刮痧板在以上所选穴位上进行刮痧操作，刮至局部微微渗血为度。隔日 1 次。

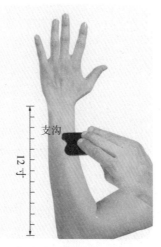

支沟

12 寸

图 3-72 支沟刮痧

附：食疗方

①马铃薯汁：取马铃薯适量，洗净，用榨汁机榨出汁来，每天 2 次，每次半杯，早晨空腹和午饭后各一次。马铃薯是粗纤维，可以阻止肠道对食物中水分的吸收，从而软化便质以治疗便秘。

②无花果松仁粥：无花果、松仁适量，每天熬粥作为晚饭，有润肠通便的功效。

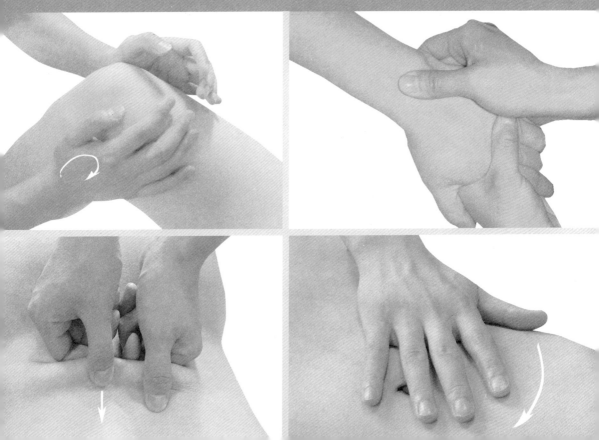

气虚体质和阳虚体质相近，从性质上来说，都属于阴性、虚性体质。阳虚体质以热量不够，阳气虚，缺乏温煦，畏寒怕冷为主。虽然气虚体质也有阳虚体质的一些倾向，但气虚的最主要表现还是反映在功能的低下。这是因为气有推动、温煦、防御、固摄和气化功能。气虚则主要表现为机体的某些功能活动低下或衰退，抗病能力下降等衰弱的现象。同时，相对五脏来说，气与脾、肺关系最为密切，所以气虚之人的肺脏功能和脾脏功能要偏弱一点。

一、认识一下气虚体质

1. 气虚体质的特征

声音低弱，少气懒言：这类人说话语声低怯，气息轻浅，疲倦，怠惰，不好动。比如有些人看电视连坐都不坐而是躺着，有的人还常常能坐不站、能卧不坐，没事的时候就喜欢蜷在沙发、床上。这类人看起来就很松散懒惰，这其实并非真的很懒惰，而是因气虚导致整个人体功能状态低下的缘故。

缺乏力量，容易疲劳：我们知道脾主肌肉，四肢。如果一个人脾气虚，肌肉就是松软的，四肢是没有力量的，整个形体比较松懈，不挺拔，缺乏力量，同时不太有张力。一旦发胖的话，腹部的肌肉特别松。尤其是气虚体质的女性常表现为乳房下垂，臀部下垂，怀孕生完小孩以后肚皮非常松，甚至就像有一包水一样，一点弹力和张力都没用了。这些都是气虚升提作用减弱导致的。

容易生病，环境适应性极差：气虚之人冬天特别怕冷，夏天特别怕热，冬天容易受寒，夏天容易中暑伤暑。这类人稍一变天就感冒，最怕季节转换，最怕气温骤升骤降。节气的变化，如大寒、冬至、夏至、大暑、三伏天，都是气虚之人比较难过的时候。气虚之人环境的适应能力很差。所以说严寒酷暑，逢风落雨，首当其冲病倒的往往是气虚体质的人；外出旅行、出差求学，换生活环境容易水土不服而生病的也是气虚之人。这些是固表作用降低，亦即中医之卫气功能降低的表现。

容易出汗：人在清醒时，不需要劳动，天也不是很热，衣服穿着也没有过暖，更未服用药物等就出现出汗的情况，或者稍微动一动就出汗很多。素体虚弱、久病之人，或者咳喘日盛之人常有自汗的症状。这是气虚固护功能降低，腠理不固，而致汗液外泄导致的。

脏器下垂：有些体质虚弱的小儿和老年人，或者身高瘦弱者，在大便时肛门下脱，便后又慢慢回收，病程长了还会出现肛门不能自然收缩的情况，甚至在走路时都出现滑脱的情况。这是中气不足，气虚下陷，不能摄纳升提，直肠移位而脱出肛外而成。有些女性常感下腹、阴道、会阴部下坠，劳累后加重，有些甚至自述有球形物自阴道内脱出，与衣裤摩擦而感不适，这也是气虚升举无力而导致脏器下陷的常见症状。

经常头晕：气虚之人除了少气懒言、饮食不振、大便溏泄以外，还常常出现头昏头晕，血压偏低等症状。这是因为气虚清阳不能上升的缘故。这类低血压属于基础血压低，也就是说平常都是低压 40～60mmHg，高压不会超过 100mmHg。

饮食、二便、面色及舌脉：气虚之人常表现为胃口不是很好，吃东西很少，吃完以后腹胀，大便困难，可能大便两三天才一次，解出来一点点，也不见得干燥。这是因为脾胃之气不足，消化功能减弱所致。同时因为脾胃气血化源不足，气虚之人常见面色发黄，缺乏血色，即平常说的"面色萎黄"，口唇色淡。

2. 为什么会形成气虚体质

先天因素：父母的体质遗传、先天营养的不足、母亲妊娠反应严重。

后天因素：后天的修为占很大成分。

大病久病之后，元气大伤，就此体质进入气虚状态。

在长期的重体力劳动，或者是职业运动员，若干年下来就会伤气，这种人到了中老年以后，外形呈假象，实际是气虚。形体过劳会伤气。

节食。女孩子节食形成气虚。

3. 气虚体质有什么不好

气虚体质的人很容易患上以下疾病：

反复感冒。卫表不固，卫气不足以抵御外邪，而反复感冒。

内脏下垂。气虚不能升提，所以会出现内脏下垂，比如肾下垂、胃下垂、子宫脱垂和脱肛。凡是有这种病的人，他在病前的体质基本上是气虚为主。

二、如何通过经络腧穴调养气虚体质

1. 脾经、胃经——脾胃为后天之本，气血生化之源

脾经：足太阴脾经起于足大趾内侧端（隐白穴），沿着大趾内侧赤白肉际上行，经内踝前面（商丘穴），上小腿肚内侧，沿胫骨后缘上行，至内踝上8寸处（漏谷穴）交出足厥阴肝经前面，经膝股内侧前缘至冲门穴，入腹，属脾络胃，向上过横膈上行，夹食管旁（络大包，会中府），连系舌根，散舌下。

脾经失调主要与运化功能失调有关。中医认为脾主运化，为后天之本，对维持消化功能及将食物化为气血起着重要的作用。若脾经出现问题，会出现腹胀、便溏、下利、胃脘痛、嗳气、身重无力等。此外，舌根强痛，下肢内侧肿胀等均显示脾经失调。

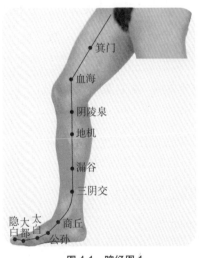

图 4-1 脾经图 1

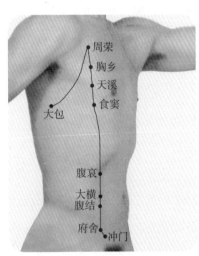

图 4-2 脾经图 2

胃经：足阳明胃经起于鼻翼两侧（迎香穴），上行至鼻根部，进入内角会足太阳膀胱经（睛明穴），向下沿鼻的外侧（承泣、四白），进入上齿龈内，回出环绕口唇，向下交会于颏唇沟内承浆穴（任脉）处，再向后沿着下颌出大迎穴，沿着下颌角（颊车穴），上行耳前，经过上关（足少阳经），沿着前发际至额（头维），到达前额会于（神庭穴）。

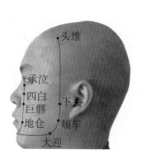

图 4-3　胃经图 1

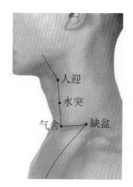

图 4-4　胃经图 2

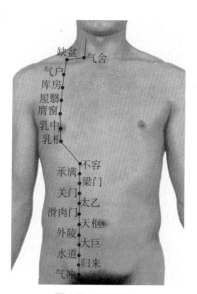

图 4-5　胃经图 3

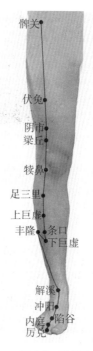

图 4-6　胃经图 4

2. 补气三要穴——气海、关元、足三里

气海——归属任脉，为人体强壮要穴，具有大补元气、益气升提之功，《胜玉歌》：诸般气症从何治，气海针之灸亦宜。

关元——归于任脉，为任脉与足三阴经的交会穴，是全身强壮要穴。

神阙——有温补元阳，健运脾胃，复苏固脱之效。在此穴施灸可益气延年，一向受到古今中外养生家的重视。临床上多用神阙隔姜灸和神阙隔盐灸。

足三里——调理脾胃，强壮身体的要穴。具有益气升提、健脾补虚之功，也是强壮补虚的重要穴位。艾灸足三里可以治疗持续不断的疲劳。

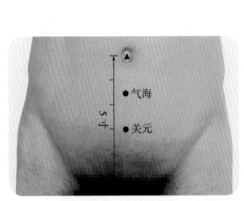

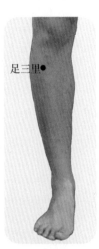

图 4-7　气海、关元、神阙　　　　图 4-8　足三里

3. 止自汗——常揉按合谷、复溜、足三里

"自汗"是怎么回事呢？

自汗是另外一种出汗方式，它表现为白天稍一活动就会出汗，常伴有身体容易疲乏等表现。为什么会"自汗"呢？平常，汗液靠着卫表之气的固护而不能随意排泄，但如果卫气虚，不能有效固护体表，体表的汗液就会经常排泄。白天汗出量多也可见于脾胃湿热体质的人，但是自汗大多是因气虚引起的，可以通过锻炼身体、合理饮食等方法，使体质增强，气虚得到纠正，从而预防和治疗本病。但是由于很多人不善于对自身进行健康管理，所以本节对本病会详细论述，为患者解决自汗带来的烦恼。

清醒时不因劳动、天热及穿衣过暖或服用药物等因素而常汗出的表现，称为自汗。多因营卫不和、热炽阳明、暑伤气阴、气虚阳虚等引起，可见于外感六淫或内伤杂病，前者多为实证，后者多为虚证。

自汗多由气虚造成，主要病机为气虚腠理不固，而致汗液外泄。素体不足，久病虚弱之人，多正气不足，稍事劳累多见自汗；咳喘日盛之人，肺气不足，气虚日久，肌表疏松，卫表不固，腠理开泄可致自汗；暑热伤阳，或湿热内郁，或表虚之人微受风邪，以致营卫不和，卫外失司，可致自汗。

自汗特效穴

复溜——在小腿内侧，太溪直上 2 寸，跟腱的前方。本穴为足少阴肾经穴，为治疗汗症的常用穴，有双向调整作用，即能止汗，又能发汗。

合谷——大肠经与肺经相表里，肺主皮毛，故本穴能调节肺气，治疗汗症有汗可止，无汗可发。少汗，先补合谷，次泻复溜；多汗，先泻合谷，次补复溜。《玉龙歌》：无汗伤寒泻复溜，汗多宜将合谷收。

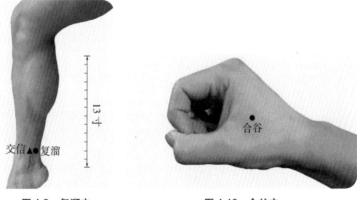

| 图 4-9　复溜穴 | 图 4-10　合谷穴 |

大椎——在项部，当后正中线上，第 7 颈椎棘突下凹陷中。本穴归于督脉，是督脉与诸阳经之会，能振奋一身阳气，鼓动、调节全身之气血。气血阴阳平衡，则自汗可止，本穴是治疗汗症的要穴。

肺俞——肺的背俞穴，为足太阳膀胱经穴，是肺脏经气输注于背部之处，近肺脏，可调节肺气，具有补益肺气之功。肺卫之气充足，能"温分肉、肥腠理"，肌表得固，自然汗液不能随意外泄，故本穴是治疗自汗的特效穴。

心俞——是膀胱经上的穴位，为心的背俞穴，是心气输注之处，内通于心，具有养心神、调气血、通心络之功。"汗为心之液"，选用心俞穴对自汗引起的心阴耗伤有治疗作用。调理心俞穴使气血得养、心神内敛，有利于止汗。

膏肓——在背部，当第4胸椎棘突下，旁开3寸。本穴为膀胱经第二条侧线上的穴位，具有补虚益损，调理肺气的作用。肺主皮毛，调节汗孔的开合，本穴通过补益肺气，增强肺气收敛毛孔的作用，而达到止汗的目的。

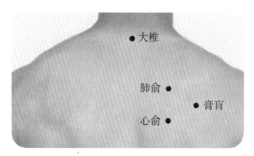

图 4-11　大椎、肺俞、心俞、膏肓

【按摩】

点揉穴位：用拇指按揉大椎、心俞、肺俞、膏肓、复溜、合谷穴，以酸胀为度，每穴持续1～2分钟。

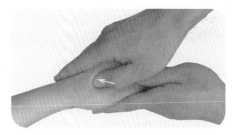

图 4-12　按揉合谷

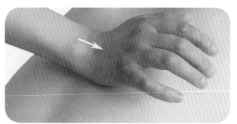

图 4-13　按揉大椎、心俞、肺俞、膏肓

【拔罐】

患者俯卧位，术者在大椎、心俞、膈俞、膏肓、肾俞穴上采用单纯拔罐法操作，留罐10～15分钟，至皮肤出现紫红色瘀血为度。

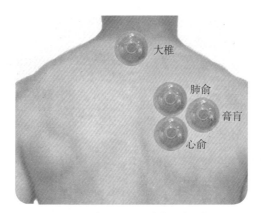

图 4-14　大椎、心俞、肺俞、膏肓拔罐

艾灸

将艾条掰下一段点燃后，放于艾盒中。将艾盒置于腹部，以艾盒中央对准脐部中央神阙穴进行艾灸，或用艾条进行温和灸。以患者感觉微热而无灼痛为宜。一般每次灸 15 分钟左右，至皮肤微红潮湿为度。

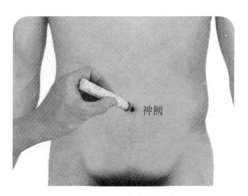

图 4-15　温和灸神阙穴

刮痧

患者俯卧位，先刮大椎、心俞、膈俞、膏肓、肾俞，再刮孔最、阴郄，最后刮复溜，刮至局部微微渗血为度。隔日 1 次。

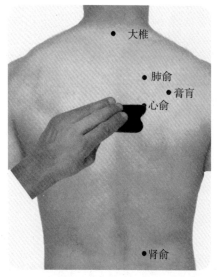

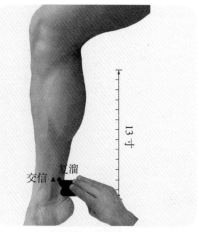

图 4-16 大椎、心俞、肺俞、膏肓、肾俞刮痧　　　图 4-17 刮复溜穴

附：食疗方

①黑大豆 15g，浮小麦 30g，乌梅 3g，入水煎服。

②玉米心 60g，太子参 30g，煎服。

③金雀根 60g，野毛豆 30g，粳米 30g，煎汁去渣，连服数天，适用于病后自汗。

4. 气虚下陷——揉百会、擦腰骶、灸关元

认识一下子宫脱垂和脱肛。

子宫脱垂是妇科的一种常见病，是指子宫从正常位置沿阴道下降，宫颈外口达坐骨棘水平以下，甚至子宫全部脱出阴道口以外。其最主要的发病原因为分娩损伤和产褥早期体力劳动。此外，长期腹压增加（如长期慢性咳嗽、经常超重负荷、盆腔内巨大肿瘤或大量腹水等），盆底组织先天发育不良或退行性变亦可导致本病的发生。临床常表现为程度不等的腰骶部酸痛和下坠感，由于外阴部有块物脱出，患者行动极为不便，且可因长期摩擦导致宫颈和阴道壁溃疡，甚至出现流血。当溃疡继发感染时，则有脓血分泌物渗出。重度子宫脱垂患者易发生尿潴留和张力性尿失禁。

中医学称之为"阴挺""阴菌""阴脱"等。因其多发生在产后，故又有"产肠不收""子肠不收"之称。病因病机或因素体虚弱，劳倦过度，产后体虚，中气下陷而至阴挺；或因早婚多育，肾气耗伤，胞宫失于维系而下垂。

子宫脱垂是由于气虚升提子宫无力造成的。人体中的脏腑组织器官为什么都能够各安其位，而不会失去秩序呢？正是由于气的升提作用。人们常常将"力"与"气"并称，合为"力气"。气虚则力弱，力量减弱，很多牵拉子宫维持其原来位置的韧带等不足以将子宫维持在原来的位置，子宫因为重力的原因而下垂，就会导致子宫脱垂，所以子宫脱垂是由于气虚造成的。

脱肛是指直肠黏膜、直肠壁全层和部分乙状结肠向下移位，脱出肛门之外的疾病，又称直肠脱垂。只有直肠黏膜脱出称不完全脱垂或假性脱垂；直肠全层脱出称完全脱垂或真性脱垂。如脱出部分在肛管直肠内称内脱垂或内套叠；脱出肛门外称外脱垂。现代医学认为直肠脱垂与盆底组织较弱，肛提肌和盆底筋膜薄弱无力（幼儿发育不全、年老体弱或长期营养不良），加之腹压增大（习惯性便秘、长期咳嗽、前列腺肥大、排尿困难、长期腹泻、多次分娩等）及骶骨弯曲度小、过直有关。临床有两种脱垂方式：滑行方式和套叠方式。表现为早期大便时直肠黏膜脱出，便后自行回纳。日久直肠全层或部分乙状结肠脱出，不易还纳。重者咳嗽、喷嚏、下蹲、负重时即可发生。排便时直肠脱出 10cm 以上，括约肌几乎完全失禁，站立时常有黏液从肛门流出，引起肛门周围皮肤湿疹、炎症而瘙痒难忍。平时常有大便不净或大便不畅的感觉。本病多见于小儿和老人，幼儿型5 岁以前自愈；老年型只要产生脱垂的因素存在，脱垂便会日益加重。肛门括约肌因反复脱垂而渐至完全失禁，更加重了脱垂。脱出的直肠黏膜可发生损伤、炎症、溃疡等。有时可发生嵌顿坏死。

本病在中医学中属"脱肛"范畴。其病因病机为素体虚弱、劳力产育过多、大病久病致气虚失摄，也可因恣食辛辣醇酒刺激之品，湿热内生，下注肠道发生脱肛。

与子宫脱垂形成的原因是一个道理，气虚不足以升提，从而导致直肠或乙状结肠下垂而脱出肛门之外。很多原因都能导致脱肛，除了不良的排便习惯（如排便时用力过度），身体状况欠佳的人也经常会罹患此病，导致该病的原因归根结底还是气虚，气虚升提无力，或者由于气弱不能够适时地将大便排出体外，患者才会过度用力等，对于本病的治疗不外乎补气升提。

气虚下陷的特效穴

百会——是督脉上的穴位，督脉为阳经之海，总督一身之阳，本穴位居巅顶，有居上治下之性，具有升阳举陷、益气固脱之功，是治疗脏器下垂的特效穴。百会穴可针可灸，在选用百会穴的同时，艾灸关元，点按气海、维道治疗子宫脱垂可以达到很好的疗效。

气海——归属任脉，为人体强壮要穴，具有大补元气、益气升提之功，《胜玉歌》认为"诸般气症从何治，气海针之灸亦宜"。

关元——归于任脉，为任脉与足三阴经的交会穴，是全身强壮要穴，具有大补元气、益气升提之功。

中极——归于任脉，为任脉与足三阴经的交会穴，与脾经交会，使其具有升提的作用，且本穴位居下腹部，其下紧邻子宫，对于各种子宫病都有一定的治疗作用。

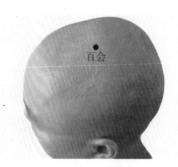

图 4-18　百会

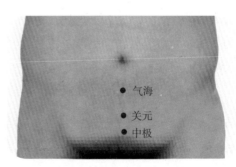

图 4-19　气海、关元、中极

足三里——足阳明胃经的合土穴，为机体强壮要穴，是治疗脾胃病的首选穴，能补能泻，能升能降，具有健脾和胃、益气养血、健脾补虚、升降气机之功。

命门——归于督脉，位于两肾俞之间，督脉总督一身之阳经，本穴具有壮肾阳、培元固本、补肾益精之功，用于治疗脾肾阳虚引起的脱肛。

肾俞——为足太阳膀胱经上的穴位，为肾之背俞穴，是肾气输注之处，能调补肾气，故能治疗肾阳虚引起的脱肛。

大肠俞——在腰部，当第 4 腰椎棘突下，后正中线旁开 1.5 寸处。本穴为足太阳膀胱经上的穴位，位近大肠，为大肠背俞穴，是大肠经气转输之处，具有调胃肠、通腑气之功。胃肠调和，腑气得通，则脱肛的症状自然能得到缓解。

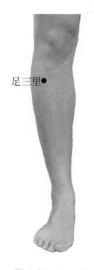

图 4-20　足三里

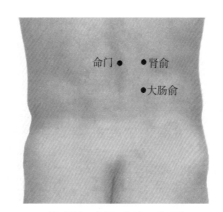

图 4-21　命门、肾俞、大肠俞

> 按摩

①点揉穴位：用拇指按揉上述诸穴，以酸胀为度，每穴持续 1～2 分钟。

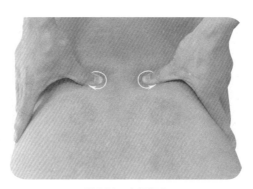

图 4-22　点揉肾俞

②摩腹：患者取仰卧位，术者站于其身侧，用掌摩法顺时针、逆时针交替摩腹 5 分钟，力度需作用到胃肠。

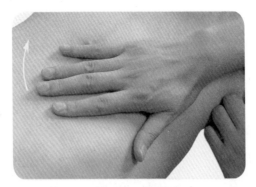

图4-23　摩腹

③横擦腰骶：患者俯卧位，术者站于其身侧，横擦患者腰骶部肾俞、命门处，反复操作约半分钟。

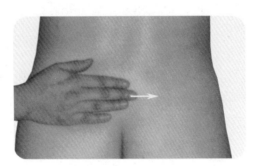

图4-24　横擦腰骶

拔罐

　　患者仰卧位，术者先在气海、关元穴上进行拔罐操作，留罐10～15分钟，至皮肤出现瘀血或青紫为度。脱肛患者取俯卧位，术者在命门、肾俞、大肠俞穴上拔罐，留罐10～15分钟。

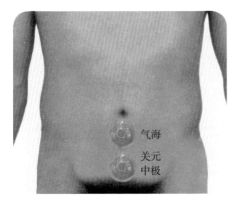

图 4-25 气海、关元拔罐

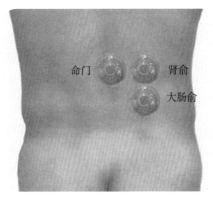

图 4-26 命门、肾俞、大肠俞拔罐

艾灸

将艾条掰下一段点燃后，放于艾盒中。将艾盒置于下腹部（即脐部以下）进行艾灸，或者用艾条温和灸气海、关元，以患者感觉微热而无灼痛为宜。

患者取合适的体位。术者立于患者身侧，将艾条的一端点燃，对准百会、足三里穴处施温和灸各 15 分钟。

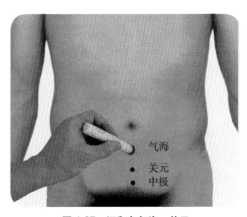

图 4-27 温和灸气海、关元

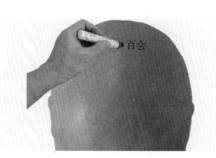

图 4-28 温和灸百会

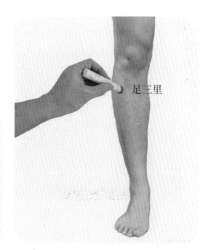

图 4-29 温和灸足三里

刮痧

患者俯卧位，术者站在患者的一侧。医者手持刮痧板，脱肛患者在肾俞、大肠俞穴上进行刮痧操作，刮至局部微微渗血为度，隔日 1 次。

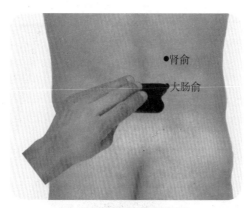

图 4-30 肾俞、大肠俞刮痧

如果出现以下情况，还可以选用这些穴位

①中气下陷——取穴神阙、气海、足三里、百会。

中气下陷多指脾气虚以致组织弛缓不收、脏器松弛导致脱垂的一类病证，是中气不足的进一步发展。主要症状有面色淡白，眩晕易汗，短气，倦怠，食少，便溏、腹部重坠，便意频数，小便淋漓等。多见于胃下垂、肾下垂、子宫下垂、脱肛、慢性肠炎、慢性痢疾等病。神阙、气海、足三里、百会可以补气升阳。

②脾肾两虚——取穴关元、肾俞、百会、命门、关元俞。

脾肾两虚指肾阳不足，命门火衰，火不生土则脾失健运，成为脾肾两脏阳气俱虚的证候。临床表现为腰酸膝冷、畏寒、饮食不化、小便不利、夜尿多、浮肿、五更泄泻等。这时候我们可以选择关元、肾俞、百会、命门、关元俞等穴位进行调理保健。

③湿热下注——取穴承山、腰阳关。

湿热下注是中医的病证名，主要指湿热流注于下焦。临床症状主要表现为小便短赤，淋涩刺痛，少腹拘急，会阴部胀痛，尿道口白浊，身重疲乏，舌苔黄腻，脉滑数或濡数等。临床多见于湿热痢疾、湿热泄泻、淋浊、癃闭、阴痒、白带、下肢关节肿痛、湿脚气感染等。可配合选择承山、腰阳关清热利湿。

附：食疗方

①鸡蛋首乌汤：用鸡蛋 1 只、何首乌 30g。以水煎首乌，取浓汁，再入鸡蛋共煮至熟，吃蛋喝汤，每日 2 次。治疗子宫脱垂。

②升麻炖大肠：取猪大肠 250g，黑芝麻 100g，升麻 9g。先将猪大肠洗净，升麻用纱布包好，同黑芝麻一起放入肠中，置砂锅内放水炖烂熟，去升麻加调料，分 2 次吃大肠喝汤。每周 2～3 次。治疗子宫脱垂。

③黄芪党参大枣粥：黄芪 30～55g，党参 20g，大枣 10 枚，大米适量，加清水共煮粥。粥成加入白糖调味再煮片刻即食。

④鲫鱼黄芪汤：鲫鱼 150～200g，黄芪 15～20g，枳壳 9g（炒）。将鲫鱼去鳃、鳞、内脏，先煎黄芪、枳壳，30 分钟后下鲫鱼，鱼熟后取汤饮之，可少加生姜、盐以调味。

5. 感冒——点穴、擦鼻、刮背、灸足三里

有的人气虚主要表现在卫气不足。卫就是保卫、守卫的意思。卫气，就像护外的防线似的，为你防寒、遮风挡雨。卫气不足，防御功能减弱，就会经常感冒，出现流鼻涕、打喷嚏、咳嗽。

反复感冒特效穴

迎香——手阳明大肠经穴。在鼻翼外缘中点旁，当鼻唇沟中。

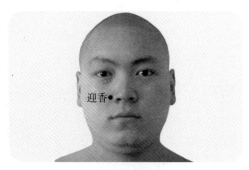

图 4-31　迎香

足三里——为足阳明胃经的合土穴，为机体强壮要穴，中医认为，按摩足三里有调节机体免疫力、增强抗病能力的作用。

风池——足少阳胆经穴。在项部，当枕骨之下，与风府相平，胸锁乳突肌与斜方肌上端之间的凹陷处。主治热病，感冒。

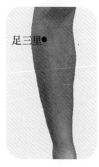
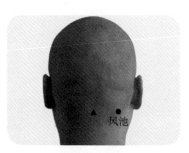

图 4-32　足三里　　　　　图 4-33　风池

按摩法

用指尖点压按摩迎香、足三里、风池穴，以左右方向刺激比较有效，一次约 1 分钟，按摩后喝一杯热开水；或用拇指外侧沿笑纹及鼻子两侧，做上下呈正三角形方向按摩。由于拇指属手太阴肺经，与迎香穴所属的大肠经具有表里关系，而且刺激范围大，颇值得推荐。

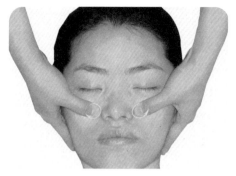

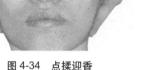

图 4-34　点揉迎香

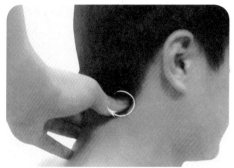

图 4-35　点揉风池

6. 治疗低血压——灸内关、关元、百会，推背

低血压是指动脉血压的收缩压低于 90mmHg 和（或）舒张压低于 60mmHg。低血压分急性和慢性，急性低血压多见于急危症，如大出血、休克、中风等，可表现为休克和晕厥。慢性低血压多见于情绪不稳、体质瘦弱的老人，女性和植物神经调节功能差的体弱之人，以及某些药物所引起。慢性低血压者见面色萎黄、消瘦、头痛、眩晕、耳鸣、心慌、乏力、气短、脸色苍白、手足发凉、自汗、健忘等症，严重者可见视力、听力下降，四肢冷，心悸，呼吸困难，共济失调，发音含糊，经常跌倒、骨折，甚至昏厥。其中体质性慢性低血压比较常见。

中医虽无低血压之名，但据临床表现多将其归为"眩晕""虚劳"范畴，强调"无虚不作眩"，指低血压的发生多因先天不足，后天失养，失血耗气，脏腑虚损等因素所致。这与低血压病人以体质瘦弱者为多相符。因此，中医在辨证治疗该病时多采用益气健脾，宁心安神，温补心肾，滋阴降火等治法。但分析低血压的病因病机，尚存在许多不确定之处，如本病多见于中青年女性，症状体征各不相同，有资料显示可能存在遗传因素等，因此采用补益元气为主。

现代人对高血压的了解越来越多，却往往忽略了低血压，孰不知低血压带来的危害也是不可忽视的。很多高血压的患者起初可能会有低血压病史，病情不严重的一般都被忽视了，结果引起反射性的高血压，久之便患上高血压。因为人体有自我调节机制，当低血压时，身体就会发出信号，引起一系列的反应，血管收缩，以保证足够的血压，从而维持脏腑组织器官能够得到充足的血液供应。反复的低血压刺激人体、反复的血管收缩就容易引起高血压，而高血压是一个比较难治又比较危险的疾病。所以当我们罹患低血压的时候，即便症状不重，也要引起足够的重视才对。气虚推动血液无力，运行于血管中的血液不能对其构成足够的压力，从而导致低血压，所以低血压常常发生在气虚体质之人。

低血压特效穴

内关——在前臂掌侧，当曲泽与大陵穴的连线上，腕横纹上2寸。本穴归手厥阴心包经，心包为心之外卫，神明出入之窍，故有宁心安神、豁痰开窍之功，能治疗低血压引起的眩晕。

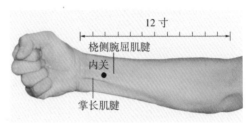

图4-36 内关

百会——归于督脉，居脑之上，督脉入属于脑，脑为元神之府，故本穴可调节神志，有开窍醒脑之功，能治疗低血压引起的头部诸症状；督脉为阳经之海，总统一身之阳，百会归于督脉，位居巅顶，有升阳举陷之功，使营养物质上承头部而起到治疗低血压作用。

四神聪——居于脑巅之上，脑为元神之府，故本穴有安神、养血健脑、清利头目之功，从而达到治疗低血压的目的。

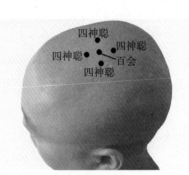

图4-37 百会、四神聪

风池——为足少阳经的穴位，能疏散少阳风热、清头目、利官窍，对低血压引起的头部诸症状能起到缓解的作用。

关元——归于任脉，为任脉与足三阴经的交会穴，为全身强壮要穴。"无虚不作眩"，由于低血压多是由于先天不足、后天失养所致，关元穴补

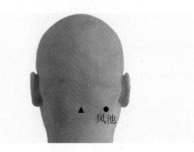

图4-38 风池

益虚损，使气血阴阳充足，则自然不再低血压。

神阙——既能治疗先天诸不足，又能补益后天之虚损，先天之精充足，后天之气旺盛，使"水精四布，五精并行"，诸营养物质布达全身，则能治疗低血压引起的各种症状。

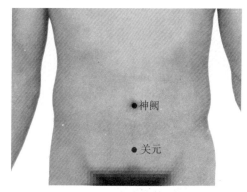

图 4-39　关元、神阙

足三里——归于足阳明胃经，为其合土穴，本穴为机体强壮要穴，具有益气养血、健脾补虚、扶正培元之功，主治头晕、心悸、气短、耳鸣、眩晕等。《针灸资生经》记载："华佗云，疗五劳羸瘦，七伤虚乏。"《玉龙赋》认为：心悸虚烦刺三里。低血压主要是由于不足引起，导致的症状复杂，以上皆为低血压可能导致的症状，所以都可以取足三里治疗。

脾俞——脾气输注背部之处，具有益气养血、温阳健脾和胃之功，是治疗脾胃虚弱、气血不足的要穴，故可以治疗低血压。

肾俞——肾气输注之处，能调补肾气，为治疗肾虚要穴，具有滋阴填精、温肾壮阳、培元固本之功，人体诸虚劳损均可选用本穴进行治疗，故常用于治疗低血压。

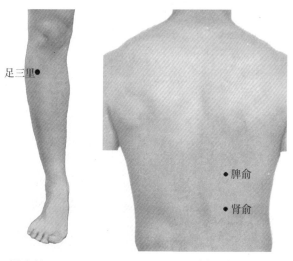

图 4-40　足三里　　　　图 4-41　脾俞、肾俞

按摩

①点揉穴位：用拇指按揉百会、风池、四神聪、内关、关元、足三里、脾俞、肾俞穴，以酸胀为度，每穴持续1～2分钟。

②调补神阙：患者仰卧位，术者立于其身侧，将手掌放置于患者脐上，做逆时针方向和顺时针方向的交替揉动，而逆多顺少为调补，持续操作约5分钟。

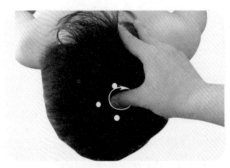

图4-42　按揉百会、四神聪

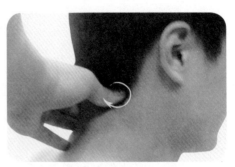

图4-43　点揉风池

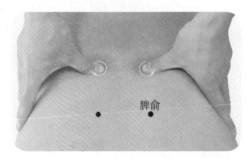

图4-44　按揉脾俞、肾俞

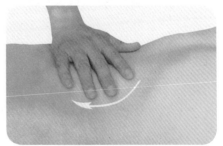

图4-45　调补神阙1

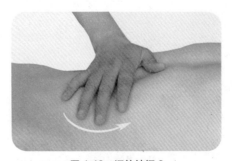

图4-46　调补神阙2

拔罐

　　先在背部沿膀胱经进行走罐，走至皮肤微有出血点为度，然后沿背俞穴从上到下进行拔罐，留罐 5 分钟。

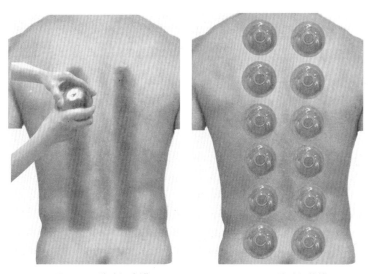

图 4-47　膀胱经走罐　　　　　　　图 4-48　膀胱经拔罐

艾灸

　　将艾条掰下一段点燃后，放于艾盒中。将艾盒置于腹部，以艾盒中央对准脐部中央进行艾灸，或者以艾条进行温和灸，以患者感觉微热而无灼痛为宜。一般每次灸 15 分钟左右，至皮肤微红潮湿为度。

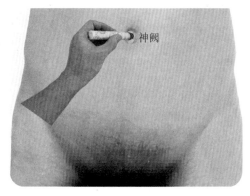

图 4-49　温和灸神阙

刮痧

患者俯卧位，术者站在患者的一侧，手持刮痧板在患者背部的脾俞、肝俞、肾俞穴上进行刮痧操作，刮至局部微微渗血为度。然后刮足三里、百会穴，隔日 1 次。

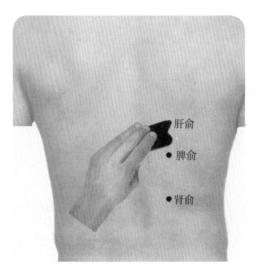

图 4-50　脾俞、肝俞、肾俞刮痧

附：食疗方

①淫羊藿酒：淫羊藿 30g，白酒 500mL。将淫羊藿放入白酒中，密封，浸泡 7 日。每日早晚空腹饮用，每次 15mL 左右，可连服至血压升到正常或自觉症状消失，再服 1 个月以巩固疗效。

②鹿茸蛋：鹿茸粉 0.3g，鸡蛋 1 个。将鹿茸粉放入鸡蛋内，蒸熟食之。每日晨起服鹿茸蛋 1 个，连服 15～20 天

③复元汤：怀山药 50g，肉苁蓉 20g，菟丝子 10g，核桃仁 2 个，羊瘦肉 500g，羊脊骨 1 具，粳米适量。将羊脊剁成数节，羊瘦肉氽去血水切成块，将怀山药、肉苁蓉、菟丝子、核桃仁用纱布袋装好扎口，生姜、葱白拍破。将以上诸物和粳米同时放入砂锅内注清水适量，武火烧沸，去浮沫，再放入花椒、八角茴香、料酒，移文火继续煮，炖至肉烂为止。加胡椒粉、食盐等调味即成。每日 2 次，食肉喝汤。

第五章

痰湿体质，体胖

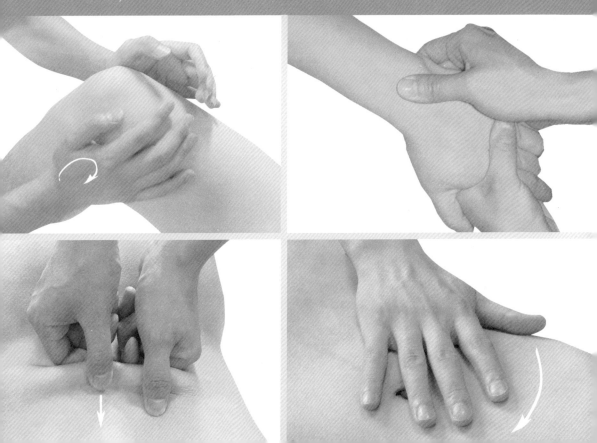

要了解痰湿体质，我们首先要搞清楚中医中的痰湿是什么？都说文明城市做文明人，不随地吐痰。但这里的"痰"，是特指口痰，和我们痰湿体质的痰还有一定的出入。口痰也是痰湿的一种，但只是其中很具体、很有形的一种。痰在中医学中作为一种病理产物或致病因素，更多时候是取其广义的概念。

广义的痰，就是指没有用的津液。它是津液气化过程中产生的没有用的东西，是废物。水谷精微在代谢过程本来应该化为气血，但如果水谷精微在代谢过程中不畅顺，加工到了一半，因为一些因素而停下来了，这时津液堆积下来形成了一个半成品，于是津液水液不能正常发挥它的作用，留滞在体内，就形成了痰湿。

痰湿体质是目前比较常见的一种体质类型。当人体脏腑、阴阳失调，气血津液运化失调，易形成痰湿，便可以认为这种体质状态为痰湿体质，多见于肥胖人或素瘦今肥的人。痰湿体质是酝酿现在所有生活方式病的最大温床和土壤，在此基础上，很容易患高血压、高血脂、动脉硬化、糖尿病、中风等。

一、认识一下痰湿体质

1. 痰湿体质的特征

体型肥胖，浮肿：痰湿重的人容易发胖，发胖的人通常是痰湿体质，这个在临床实践中很常见。"胖人多痰湿，瘦人多内热"。因为人往高处走，水往低处流。所以痰湿重的人经常身体沉重，脚步特别沉重，坐的时候一屁股就坐那，显得很笨重，坐在那就不爱动。这是因为痰湿停滞于皮肤、四肢导致的。

倦怠乏力，精神萎靡：痰湿体质的人反应会慢一些，甚至眨眼都会比别人慢半拍，这类人表情不丰富，呆呆的，老是一副漠然的样子。此外，痰湿体质的人还经常感觉神昏、头重。假如人到了中年以后，经常头昏、头重、想睡，这就是向痰湿体质转化的一个表现。这是因为脾胃消化不好，痰湿壅盛，蒙蔽清阳的结果。当这些症状会在饭后加重，甚至饭后胸闷又头昏脑胀的，就更要注意是不是痰湿滞留体内了。

口中黏腻，或口渴但不喜欢喝水：痰湿体质的人还有一个很有趣的现象，就是常常微微地感到口渴，但又不想喝水。这里的口渴并不是人体绝对地缺水，而是因为体内的水液聚集成痰湿而没起到其应该有的作用才表现出来口渴，所以这种口渴只是微渴，并且一旦喝水就加重身体里痰湿的堆积，故出现渴却又不喜欢喝水的怪现象。

二便及舌脉：痰湿体质的人小便发浑，大便发黏，解大便很不顺，它不一定干，就是非常黏滞，冲不掉。舌体一定是胖大的，舌苔是偏厚的。这些都是痰湿之邪停留于体内，导致体内瘀积过多废物的征象。脉多濡或滑。

2. 为什么会形成痰湿体质

遗传因素。先天遗传比较重要，所以经常可以看到一些代谢疾病等，除了生活方式，有很明显的家族史，比如糖尿病、高血压、痛风、高脂血症等。

长期的口味偏咸，吃盐太多容易引起体内水钠潴留，是促生和加重痰湿体质的一个非常重要的饮食因素。

年轻的时候吃太多冰冻寒凉的东西，这样会促生和加重体质的偏颇，如会加重阳虚体质、气虚体质、痰湿体质。吃冰冻的东西太多，就伤脾胃，"脾为生痰之源，肺为储痰之器"，脾胃被伤，运化失权，聚湿生痰，形成痰湿体质。这种痰湿体质往往和气虚、阳虚夹杂在一起，一旦发胖，就是重度的肥胖，不容易减肥。

长期熬夜。长期熬夜，影响肝胆的疏泄，气机不畅，肝气横逆犯脾，脾失于健运，水湿停聚于体内，就形成了痰湿。

过食肥甘，缺乏运动。吃得多，暴饮暴食、冰冻寒凉、高粱厚味、肥甘油腻，常吃加工食品，爱吃甜或咸品。长期运动少，运动不规律。久用电脑，含胸塌背，呼吸质量差，导致不运动也会感到很累。不吃早餐，吃夜宵。饮酒过多，常用空调冷气等。这些因素都导致脾虚，水谷精微运化障碍，以致湿浊留滞。

3. 痰湿体质有什么不好

痰湿体质的人很容易患上以下疾病：

　　大多胆固醇、甘油三酯、血糖高都与痰湿体质密切相关。如不及时调理，很易发展成高血压、糖尿病、肥胖症、高脂血症、痛风、冠心病、代谢综合征、脑血管疾病等。

　　痰湿体质者还多发咳嗽、痰多、头晕、肠胃不适、呕吐等症状，因此易发生慢性支气管炎、支气管哮喘、肺气肿、慢性胃炎、慢性肠炎、肥胖症等。

二、如何通过经络腧穴调养痰湿体质

1. 脾经

　　本经起于足大趾内侧端隐白穴，沿内侧赤白肉际上行，过内踝的前缘，沿小腿内侧正中线上行，在内踝上 8 寸处，交出足厥阴肝经之前，上行沿大腿内侧前缘，进入腹部，属脾，络胃。向上穿过膈肌，沿食道两旁，连舌本，散舌下。其分支从胃别出，上行通过膈肌，注入心中，经气于此与手少阴心经相接。

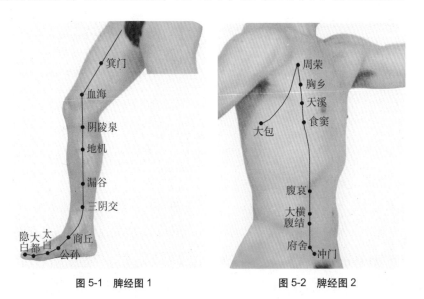

图 5-1　脾经图 1　　　　　图 5-2　脾经图 2

　　"脾为生痰之源""脾无留湿不生痰"。脾经失调主要与运化功能失调有关。中医认为脾主运化，为后天之本，对维持消化功能及将食物化为气血起着重要的作用。若脾经出现问题，会出现腹胀、便溏、下利、胃脘痛、嗳气、身重无力等。此外，舌根强痛、下肢内侧肿胀等均显示脾经失调。

2. 化痰湿特效穴——丰隆、天枢、大横、水道、阴陵泉

丰隆——和胃气，化痰湿，清神志的要穴。足阳明胃经穴。在小腿前外侧，当外踝尖上8寸，条口外，距胫骨前缘二横指（中指）。足阳明胃经的络穴。

阴陵泉——归足太阴脾经，足太阴脾经的合水穴，是脾经脉气所注之处，具有健脾化湿、通利三焦的作用，为健脾祛湿利水要穴。

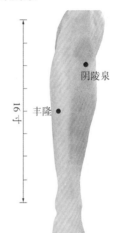

图 5-3　丰隆、阴陵泉

天枢——为大肠募穴，是大肠经气聚结之处，大肠功能为排出糟粕。《千金要方》："小便不利……灸天枢百壮。"

大横——归于足太阴脾经，位居脐旁，能通调肠腑、健脾和胃。中医认为肥胖是由于痰湿（无形之痰即现代医学所认为的脂肪）积聚体内所致，脾为生痰之源，大横通过健运脾气达到化除痰湿的目的。

水道——在下腹部，当脐中下3寸，距前正中线2寸。本穴归足阳明胃经，居腹部，脾胃主运化水湿，具有健脾和胃、通调水道之功能，使人身之痰湿浊气排出体外。

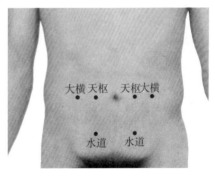

图 5-4　天枢、大横、水道

3. 让你身轻如燕——天枢、大横、水道、阴陵泉、丰隆

肥胖是指一定程度的明显超重与脂肪层过厚，是体内脂肪积聚过多而导致的一种状态。体重超过标准体重的20%以上时就成为肥胖症。肥胖症分为单纯性和继发性两种，前者不伴明显神经或内分泌系统的功能变化，临床最常见；后者常继发于神经、内分泌和代谢疾病，或与遗传、药物有关。经络、穴位减肥，

以治疗单纯性肥胖为主。

　　"痰湿"是什么意思？为什么将肥胖归为痰湿体质呢？中医将"痰"分为两种：有形之痰和无形之痰。前者就是指我们日常生活中所认为的"痰"，即能够吐出体外，有形可见的痰；后者比较抽象，中医将一些怪病、疑难病的致病因素皆归于痰，"百病皆由痰作祟"。其中人体多余的脂肪组织也被中医视为"痰"。湿聚而为痰，所以常常痰湿并称。脾主湿，脾又为"生痰之源"，脾虚常常造成痰湿体质，进而引起肥胖，所以我们将肥胖归于痰湿体质。

特效穴

　　治疗肥胖的特效穴有天枢、大横、水道、足三里、阴陵泉、丰隆穴。

　　天枢——为大肠募穴，是大肠经气聚结之处，大肠功能为排出糟粕。肥胖是由于同化作用大于异化作用所致，即身体储存的能量多于排出的能量，调理天枢使两者归于平衡，则人体就能自然而然地达到平衡的体重。天枢能调理大肠，大肠排出糟粕的功能正常，使多余的物质排出体外从而达到减肥的目的。

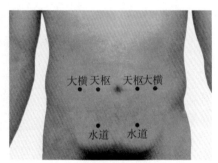

图 5-5　天枢、大横、水道

　　大横——本穴归于足太阴脾经，位居脐旁，具有通调肠腑、健脾和胃的作用。中医认为肥胖是由于痰湿积聚体内所致，脾为生痰之源，大横通过健运脾气达到化除痰湿的目的。痰湿得消，脂肪不再堆积于体内，故而能达到减肥的目的。

　　水道——归足阳明胃经，居腹部，脾胃主运化水湿，具有健脾和胃、通调水道，使人身之痰湿浊气排出体外，从而达到减肥、轻身健体的作用。

　　足三里——归于胃经，"胃经下合足三里"，凡是跟脾胃有关的疾病，均可取本穴进行治疗。本穴

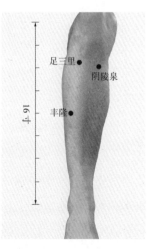

图 5-6　足三里、阴陵泉、丰隆

能健脾，祛湿化痰，无论是脾胃虚弱、痰湿停聚导致的肥胖，还是湿热蕴脾导致的肥胖等，都可以选择足三里进行治疗。

阴陵泉——归足太阴脾经，足太阴脾经的合水穴，是脾经脉气所注之处，具有健脾化湿、通利三焦的作用，为健脾祛湿利水要穴，而现代人的肥胖多是由于痰湿积聚所致，故本穴也是治疗肥胖症的要穴。

丰隆——归于足阳明胃经，为足阳明胃经的络穴，有联络脾脏和胃腑的作用，一穴可以调理两个器官，起到健脾益气、祛湿化痰、通腑泻热的作用。《玉龙歌》：痰多宜向丰隆寻。故丰隆是治疗肥胖的必选穴。

按摩

①点揉穴位：用拇指按揉天枢、大横、水道、足三里、阴陵泉、丰隆穴，以酸胀为度，每穴持续 1 ～ 2 分钟。

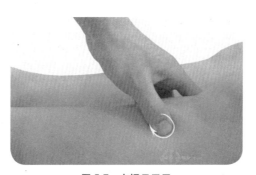

图 5-7　点揉足三里

②摩腹：患者取仰卧位，术者站于其身侧，用掌摩法顺时针、逆时针交替摩腹 5 分钟，力度需作用到胃肠。

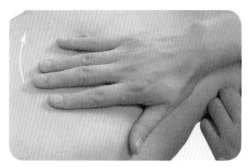

图 5-8　摩腹

③推按腹部：患者仰卧位，术者站于其身侧，两手手指并拢，自然伸直，左手掌于右手背上，右手掌指平贴于腹部上方，用力向前下方推按，边推按边由上而下慢慢移动，沿腹中线向下推压至小腹，反复推按30次。

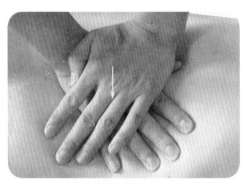

图 5-9 推按腹部

④揉捏腹部：患者仰卧位，术者站于其身侧，两手从肚脐到腹部两侧，揉捏多余的赘肉，以揉捏的方式，刺激腹部的赘肉，反复揉捏约5分钟。施术时以手掌置于腹部，下压同时施以旋转揉动、揉以旋按，揉动的同时配合拇指与其余四指指腹着力于施治部位，加以捏拿，捏以提拿，如此揉捏相济，反复操作。揉捏作用层次在脂肪，要动作连贯，协调自如。

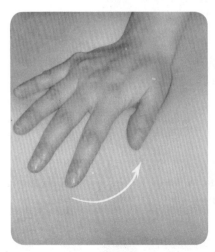

图 5-10 揉捏腹部 1

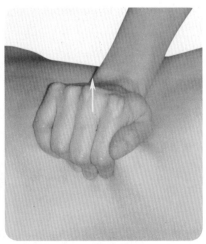

图 5-11 揉捏腹部 2

⑤捏拿四肢：患者仰卧或俯卧位，术者站于其身侧，以拇指与其余四指的对合力，着力于施治部位，反复交替捏拿。施术时两手放于上肢腕关节或下肢踝关节处，拇指与其余四指对合呈钳形，施以夹力，以掌指关节的屈伸运动所产生的力，捏拿四肢，自下而上反复做 30 次，使局部有温热感。

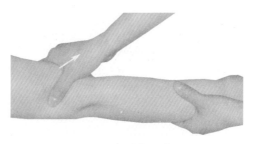

图 5-12　拿捏四肢

拔罐

患者仰卧位，术者在患者腹部的穴位、大腿内侧以及脂肪多的部位采用单纯拔罐法操作，留罐 10 ～ 15 分钟。

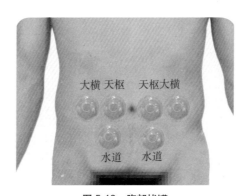

图 5-13　腹部拔罐

艾灸

将艾条掰下一段点燃后，放于艾盒中。将艾盒置于下腹部进行艾灸，或者用艾条温和灸下腹部，以患者感觉微热而无灼痛为宜。一般每次灸 15 分钟左右，至皮肤微红潮湿为度。

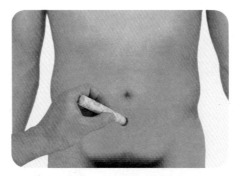

图 5-14　温和灸下腹部

刮痧

　　患者仰卧位，术者站在患者的一侧，手持刮痧板在患者腹部穴位或大腿内侧脂肪较多的部位上进行刮痧操作，刮至局部微微渗血为度，隔日 1 次。

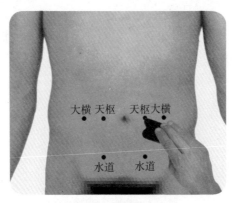

图 5-15　刮腹部穴位

附：食疗方

　　①燕麦片粥：燕麦片 50g。用法：将燕麦片放入锅中，加清水煮开，煮至熟软，或者以牛奶 250mL 与燕麦片一并煮粥即可。每日 1 次，早餐时服用。具有降脂、减肥的作用，适用于肥胖、高脂血症、冠心病患者或者健康人日常保健用。

　　②茯苓饼：茯苓 200g，面粉 100g。用法：将茯苓研磨成粉末，与面粉和水混合后做成饼，烙熟后即可使用。本方有健脾利湿的作用，适用于脾胃虚弱导致肥胖的患者，需长期食用。

③鲜拌三皮：冬瓜皮 200g，西瓜皮 200g，黄瓜皮 200g。用法：将西瓜皮刮去蜡质外皮，冬瓜皮刮去绒毛外皮，与黄瓜皮一起，在沸腾的水中焯一下，放冷水中，待冷却后切成条状，放少许盐、味精凉拌后，即可食用。本方清热利湿、减肥，适合兼有湿热的肥胖患者，可经常食用，正常人也可以食用。

4. 去除脾胃痰湿——点揉天枢、阴陵泉

消化不良是一种临床症候群，是由胃动力障碍所引起的疾病，也包括胃蠕动不好的胃轻瘫和食道反流病。消化不良主要分为功能性消化不良和器质性消化不良。功能性消化不良属中医的"脘痞""胃痛""嘈杂"等范畴，其病在胃，涉及肝脾等脏器，宜辨证施治，予以健脾和胃，疏肝理气，消食导滞等法治疗。

功能性消化不良属中医的"脘痞""胃痛""嘈杂"等范畴。其病在胃，涉及肝脾，病机主要为脾胃虚弱、气机不利、胃失和降。治疗应健脾和胃、疏肝理气，使脾气得升，胃气得降，肝气得舒，病则得治。

脾恶湿，湿凝聚而为痰，合称痰湿。胃主腐熟水谷，脾主运化水湿，脾胃强健，食物才能得到很快的消化吸收，倘若脾胃虚弱、消化不良，水湿不得运化，聚而为痰，形成水湿，阻于脾胃，常导致消化不良。由此可知，消化不良与痰湿体质相互促进，痰湿导致消化不良，消化不良加重痰湿的进程，二者相互促进，所以，消化不良的患者大多属于痰湿体质。

特效穴

天枢——为大肠募穴，是大肠经气聚结之处，能升能降，是气机枢转的枢纽，气机条畅，升降正常，自然胃口能开。故本穴能治疗消化不良。

中脘——归于任脉，为胃的募穴，腑之会，是胃气结聚之处，也是治疗胃病要穴，具有调胃肠、理气滞、健脾和胃、消食化积的作用。消化不

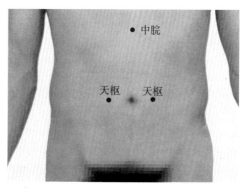

图 5-16　天枢、中脘

良多是由于脾胃不调、脾气虚弱，或痰湿蕴脾，或食物积滞胃腑所致，故本穴是治疗消化不良的必选穴。

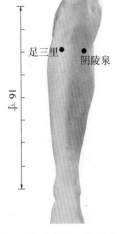

图 5-17 足三里、阴陵泉

足三里——归于胃经，"胃经下合足三里"，凡是跟脾胃有关的疾病，均可取本穴进行治疗。本穴是强壮要穴，消化不良日久多会导致身体虚弱。故本穴不但能治疗消化不良，还能纠正消化不良所导致的体质虚弱。

阴陵泉——归足太阴脾经，足太阴脾经的合水穴，是脾经脉气所注之处，具有健脾化湿的作用，为健脾祛湿利水要穴。水湿不再困扰脾阳，从而达到开胃健脾治疗消化不良的目的。

脾俞——为膀胱经上的穴位，为脾之背俞穴，是脾气输注背部之处，具有益气养血、温阳健脾、消食化滞之功，是治疗脾胃虚弱、气血不足的要穴，对消化不良效果卓著。

胃俞——为膀胱经的穴位，胃之背俞穴，是胃经气输注之处，具有健脾益气、消食和胃、祛湿化痰之功，对于消化不良有特效。

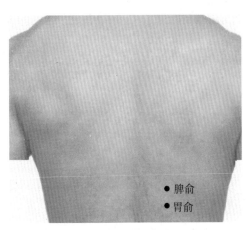

图 5-18 脾俞、胃俞

按摩

①点揉穴位：用拇指按揉天枢、中脘、足三里、脾俞、胃俞、阴陵泉穴，以酸胀为度，或每穴持续 1～2 分钟。

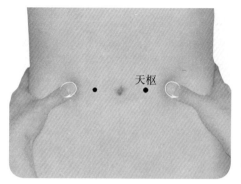

图 5-19　点揉天枢、大横

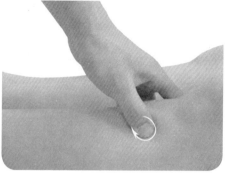

图 5-20　点揉足三里

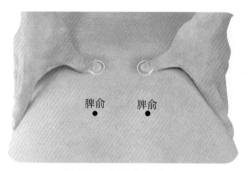

图 5-21　点揉脾俞、肾俞

②摩腹：患者取仰卧位，术者站于其身侧，用掌摩法顺时针、逆时针交替摩腹 5 分钟，力度需作用到胃肠。

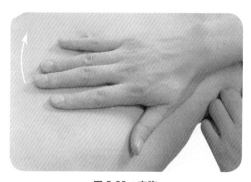

图 5-22　摩腹

拔罐

　　患者仰卧位，术者现在天枢、中脘穴上进行拔罐操作，留罐 10 ～ 15 分钟，至皮肤出现瘀血或青紫为度。然后患者取俯卧位，术者在脾俞、胃俞穴上拔罐，留罐 10 ～ 15 分钟。

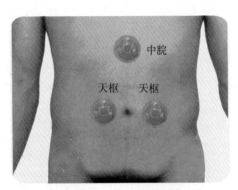

图 5-23　天枢、中脘拔罐

艾灸

　　患者取合适的体位。术者立于患者身侧，将艾条的一端点燃，对准所选穴位处施温和灸各 15 分钟。施灸时距离皮肤 2 ～ 3cm，进行熏烤，使患者局部有温热感而无灼痛为宜，每穴灸 15 ～ 20 分钟，灸至以患者感觉舒适为宜，局部皮肤潮红为度，每日灸 1 ～ 2 次。

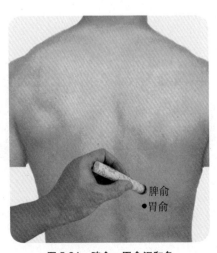

图 5-24　脾俞、胃俞温和灸

刮痧

患者俯卧位，术者站在患者的一侧，手持刮痧板在患者背俞穴（以脾俞、胃俞为重点）上进行刮痧操作，刮至局部微微渗血为度，隔日 1 次。

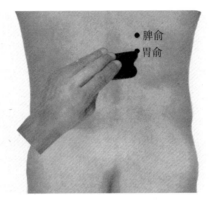

图 5-25　脾俞、胃俞刮痧

如果出现以下情况，还可以选用这些穴位

①太冲——肝气犯胃型：胃脘胀痛，脘痛连胁，胸脘痞满，纳呆嗳气，喜叹息，烦躁易怒，或焦虑不寐，随情志因素而变化，舌苔薄白，脉弦。治宜疏肝理气、化滞消痞，配伍太冲穴进行治疗。

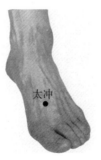

图 5-26　太冲

②丰隆、曲池——饮食停滞型：脘腹胀满，嗳腐吞酸、纳呆恶心，或呕吐不消化食物，舌苔厚腻，脉滑。治以消食导滞、和胃降逆。配伍丰隆、曲池穴。

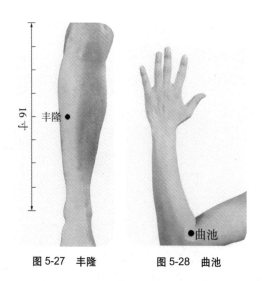

图 5-27 丰隆　　　　图 5-28 曲池

③气海、丰隆、阴陵泉——脾胃虚弱，痰湿停滞型：胃脘痞满，餐后过饱，嗳气，不思饮食，口淡无味，四肢乏力沉重，常多自利，舌苔白腻，脉沉濡缓。治宜健脾益气、和胃化湿。配伍气海、丰隆、阴陵泉治疗。

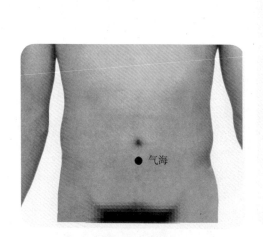

图 5-29 气海

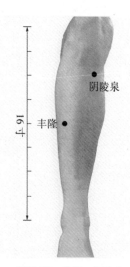

图 5-30 丰隆、阴陵泉

附：食疗方

①砂仁粥：粳米 100g，砂仁 5g。用法：先将粳米 100g 煮成粥，再将 5g 砂仁研末放入粥中，稍煮即可。本方有暖脾胃、通滞气、散热止呕的功效，适用于

胃痛、胀满、呕吐等。

②佛手柑粥：佛手柑 20g，粳米 100g，冰糖适量。用法：先将佛手柑 20g 煎汤去渣，再将粳米 100g，加水适量，煮成粥。然后将冰糖并入佛手汤，放入粥中一起稍煮即可。每日食 2 次。本方具有清香开胃，理气止痛的功效，适用于老年胃弱、消化不良、嗳气、胃痛的患者。

③神曲山楂茶：大麦芽、六神曲、生山楂各 20g。用法：三者一同放入水中煎煮，香气出即止。早晚各 1 次，空腹服。本方有醒脾开胃、消食化积的功效。一般的消化不良者都可以服用，健康人常服也有助消化的作用。

5. 让胸不再痛——膻中、内关、心俞

胸痹是中医病名，主要指胸部闷痛，甚则胸痛彻背、气短喘息不得卧为主症的一种疾病。其与西医的冠状动脉粥样硬化性心脏病、心绞痛、心包炎等疾病引起的心前区疼痛，以及肺部疾病、胸膜炎、肋间神经痛等以胸痛为主症的疾病相似。病因是由于正气亏虚，饮食、情志、寒邪等入侵人体引起痰浊、瘀血、气滞、寒凝痹阻心脉。多由劳累、饱餐、寒冷及情绪激动而诱发，亦可无明显诱因或安静时发病。胸痹如持续发作，疼痛剧烈，也可变生厥证、脱证等危重证候。

胸痹心痛的病机关键在于外感或内伤引起心脉痹阻，其病位在心，但与肝、脾、肾三脏功能的失调有密切的关系。不通则痛为病机关键。发作期以标实为主要表现，血瘀、痰浊突出；缓解期主要有心、脾、肾气血阴阳之亏虚，其中又以心气虚、心阳虚最为常见。宽胸、理气、止痛、化痰为该病的治疗方法。

特效穴

膻中——在胸部，当前正中线上，平第四肋间，两乳头连线的中点。本穴是任脉上的穴位，位居胸部，有宽胸理气、通阳化浊、除胸痹的作用，是治疗胸痹的必选穴。

内关——在前臂掌侧，当曲泽与

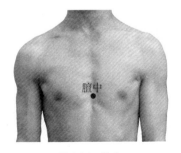

图 5-31　膻中

大陵穴的连线上，腕横纹上 2 寸。本穴归手厥阴心包经，心包为心之外卫，有保护心脏的作用，胸痹多与心脏病有关，且本穴为八脉交会穴之一，通于阴维，"阴维为病苦心痛"，故而本穴是治疗胸痹的要穴。

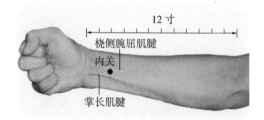

图 5-32 内关

心俞——是膀胱经上的穴位，为心的背俞穴，是心气转输、输注之处，内通于心，心主血脉。故本穴有宽胸理气、通行心脉、活血化瘀之功，主治胸痹等心胸诸疾。

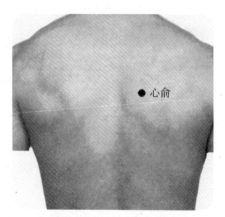

图 5-33 心俞

按摩

点揉穴位：用拇指按揉膻中、内关、心俞，点揉至症状明显好转为止，手法以酸胀为度，每穴持续 1～2 分钟。

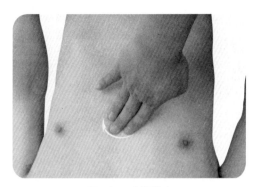

图 5-34　点揉膻中

拔罐

患者仰卧位，术者在患者膻中穴上进行拔罐操作，留罐 10 ～ 15 分钟，至皮肤出现瘀血或青紫为度。然后患者取俯卧位，术者在心俞穴上拔罐，留罐 10 ～ 15 分钟。

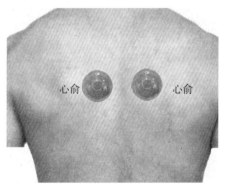

图 5-35　心俞拔罐

艾灸

患者取合适的体位。术者立于患者身侧，将艾条的一端点燃，对准以上所选穴位施温和灸各 15 分钟。

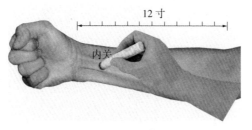

图 5-36　艾灸内关

刮痧

患者取合适体位，先刮膻中，再刮心俞，至局部皮肤微有出血点为度，最后再刮内关穴，隔日 1 次。

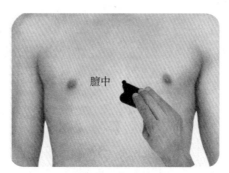

图 5-37　刮膻中

如果出现以下情况，还可以选用这些穴位

①心血瘀阻证：心胸疼痛，如刺如绞，痛有定处，入夜为甚，甚则心痛彻背，背痛彻心，或痛引肩背，伴有胸闷，日久不愈，可因暴怒、劳累加剧。舌质紫暗，有瘀斑，苔薄，脉弦涩。为血行瘀滞，胸阳痹阻，心脉不畅所致。治疗应以活血化瘀，通脉止痛为主。配伍血海、膈俞穴点揉、刮痧或刺血拔罐治疗。

②气滞心胸证：心胸满闷，隐痛阵发，痛有定处，时欲叹息，遇情志不遂时容易诱发或加重，或兼有脘腹胀闷，苔薄或薄腻，脉细弦。为肝失疏泄，气机郁滞，心脉不合所致。治疗应以疏肝理气，活血通络为主。配伍太冲、肝俞穴点揉或刮痧法治疗。

③痰浊闭阻证：胸闷重而心痛微，痰多气短，肢体沉重，形体肥胖，遇阴

雨天易发作或加重，伴有倦怠乏力，纳呆便溏，咯吐痰涎，舌体胖大且边有齿痕，苔浊腻或白滑，脉滑。为痰浊盘踞，胸阳失展，气机痹阻，脉络阻滞所致。治疗应以通阳泄浊，豁痰宣痹为法。配伍点揉丰隆、阴陵泉穴进行治疗。

④寒凝心脉证：突然心痛如绞，心痛彻背，喘息不得平卧，多因气候骤冷或骤感风寒而发病或加重，伴形冷，甚至手足不温，冷汗不出，胸闷气短，心悸，脸色苍白，苔薄白，脉沉紧或沉细。为素体阳虚，阴寒凝滞，气血痹阻，心阳不振所致。治疗以辛温散寒，宣通心阳为法。配伍艾灸气海、关元。

附：食疗方

①丹参三七瘦肉汤：丹参 20g，三七 5g，猪瘦肉 100g，共放炖盅内隔水炖熟，饮汤食肉。适用于心血瘀阻者。

②桂心粥：桂心 1～2g，茯苓 10g，粳米 50～100g。粳米煮粥，桂心、茯苓煎汁，取汁入粥中同煮，沸后即可。

③人参三七炖鸡：人参 10g，三七 5g，鸡肉 100g，共放炖盅内隔水炖 1 小时服食。阳气虚衰者可常服，气阴两虚者人参可改用西洋参。

④薤白陈皮粥：薤白 15 个，陈皮 10g，粳米 100g，共煮粥，盐调味服食。适用于痰浊壅塞者。

6. 让你精神饱满，精力充沛——神阙、气海、关元、足三里

虚劳，中医病名，又称虚损，是由多种原因所致的脏腑阴阳气血严重亏损、久虚不复的多种慢性衰弱病证的总称。病史中有生活失节、调摄不当等因素，或大病久病、产后或手术后失血过多等。临床可见面色无华，消瘦，气短声低，心悸，健忘，头晕眼花，自汗盗汗，形寒肢冷或五心烦热，倦怠乏力，食欲不振，便溏，腹胀，遗精滑泄，月经不调或停闭等。呈慢性、难复性、进行性的演变过程。西医的许多慢性疾病过程中出现各种虚损证候、各种重病后期的恶病质状态等，可参考本证辨证论治。

虚劳多因禀赋薄弱，或烦劳过度，损及五脏，或饮食不节，损伤脾胃，或大病久病，失于调理所致。以上病因，或是因虚致病、因病成劳，或是以病致虚、久虚不复成劳，常是多种疾病误治失治和病后失于调理而致，原发者很少。病理

性质主要为气、血、阴、阳的亏耗。病损部位主要在五脏，但以脾、肾为多。

抗虚劳特效穴

神阙——为先天精气进入之处，有培元固本之功，本穴深层为肠，温肾健脾、益气升提，是治疗虚劳的要穴。

气海——为人体强壮要穴，具有大补元气、补血填精、培元固本之功。任脉为阴脉之海，且任主胞胎，本穴归属任脉，有补肝肾、调冲任、理气血之功，且本穴深部为肠，有健脾和胃理肠、补气健脾之功，故气海穴用治虚劳。

关元——归于任脉，为任脉与足三阴经的交会穴，是全身强壮要穴，具有滋阴填精、温肾壮阳、培元固本、回阳固脱之功；本穴又为小肠募穴，是小肠经气结聚之处，能调节肠胃泌别清浊、消化、吸收、转运功能，具有温肾壮阳散寒、健脾益气的作用。关元能大补元气，有益气摄血之功，

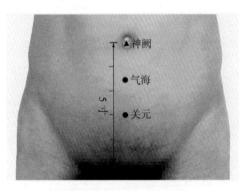

图 5-38　神阙、气海、关元

关元穴的诸般作用决定了它是治疗虚劳病非常好的穴位。

足三里——为机体强壮要穴，具有益气养血、健脾补虚、扶正培元之功，是治疗各种虚劳的特效穴。

脾俞——为脾的背俞穴，是脾气输注背部之处，具有益气养血、温阳健脾、健脾统血、和胃益气之功，是治疗脾胃虚弱、气血不足的要穴。脾胃为后天之本，"脾胃为气血生化之源"，虚劳病与先天不足和后天失调都有关系，所以脾俞是治疗虚劳的特效穴。

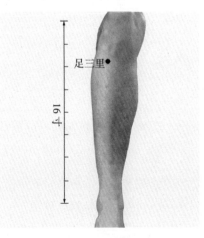

图 5-39　足三里

肾俞——为肾之背俞穴，是肾气输注之处，能调补肾气，具有滋阴填精、温肾壮阳、培元固本、回阳固脱之功。肾主纳气，肺主呼吸，肾能纳气，肺脏才能吸入足够的大自然清气，使人体之气不至于亏虚。腰为肾之府，本穴还有补肝肾、强腰脊之功。虚劳的多数患者都会有乏力、腰膝酸软的症状。肾为先

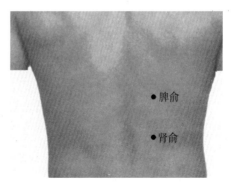

图 5-40　脾俞、肾俞

天之本，父母遗传给我们的先天之精藏于肾中，先天充足，能不断滋养后天，才能使身体的虚劳症状得以缓解或消除，所以选用该穴治疗虚劳。

按摩

①调补神阙：患者仰卧位，术者立于其身侧，术者将手掌放置于患者脐上，做逆时针方向和顺时针方向的交替揉动，而逆多顺少为调补，持续操作约5分钟。

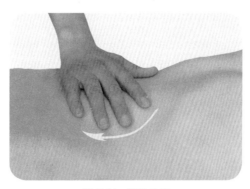

图 5-41　调补神阙

②摩腹：患者取仰卧位，术者站于其身侧，用掌摩法顺时针、逆时针交替摩腹5分钟，力度需作用到胃肠。

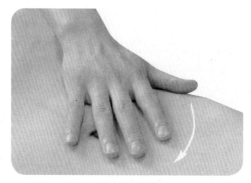

图 5-42　摩腹

③点揉穴位：用拇指按揉气海、关元、足三里、脾俞、肾俞穴，以酸胀为度，每穴持续 1 ～ 2 分钟。

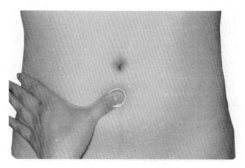

图 5-43　点揉气海

艾灸

　　将艾条掰下一段点燃后，放于艾盒中，患者仰卧位，术者将艾盒置于患者腹部，以艾盒中央对准患者脐部中央进行艾灸，或以艾条温和灸神阙、气海、关元穴，以患者感觉微热而无灼痛为宜。灸 15 分钟左右，至皮肤微红潮湿为度。

　　然后患者取俯卧位，将艾盒横跨两肾俞穴放于下腰部，或以艾条温和灸脾俞、肾俞等腰部重要腧穴。灸 15 分钟左右，至皮肤微红潮湿为度。

　　因患者体虚，故虚劳病患者一般不采用刮痧、拔罐疗法进行治疗。

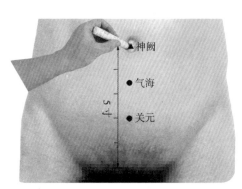

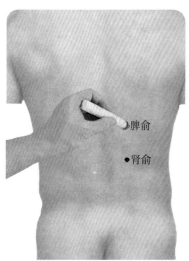

图 5-44　温和灸神阙、气海、关元　　　　图 5-45　温和灸脾俞、肾俞

附：中成药

①十全大补丸：每次 9g，每日 3 次。症见两颧潮红，唇红口干，午后低热，手足烦热，失眠遗精，盗汗，舌质红苔少，脉细数的患者可以选用该方。

②六味地黄丸：每次 9g，每日 3 次。该方适用于肝肾阴虚的患者，症见头晕耳鸣，腰膝酸软，遗精盗汗者可以选用本方。本方组方共六味药，三补三泻，是平补平泻的药，可以经常服用作为日常调理使用，但也要征求医生的意见方可。

③河车大造丸：每日 2 次。本方适用于面色苍白，畏寒肢冷，自汗，喜卧懒动，口淡吐清涎，舌质淡胖嫩，苔白润，脉沉细的患者。

第六章

湿热体质，长痘

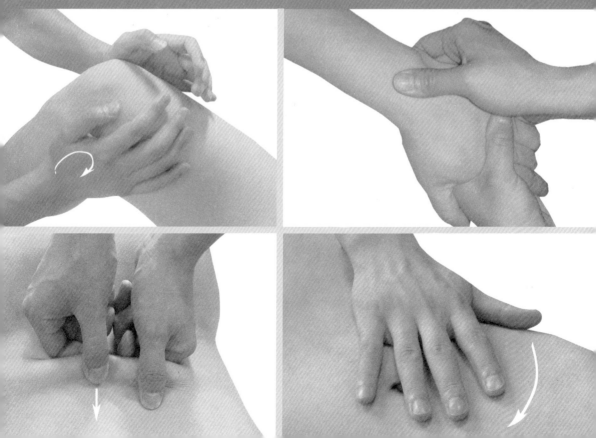

湿热体质和痰湿体质有类似的地方，都有体内水液、津液代谢不畅，堆积形成半成品的痰湿，也都有津液、水液不能正常发挥作用的病机，但湿热多了一种表现为阳热亢盛的现象。

一、认识一下湿热体质

1. 湿热体质的特征

面垢体垢：就是不清爽、不干净。湿热体质的人常表现为面部爱出油，而且面色发黄发暗，头发油腻，头皮屑很多，怎么洗也不干净，或者刚洗完不久头发就又油腻了；同时说话口气很大，口干，口苦；身上的体味汗味很大；眼睛分泌物很多，不清澈，年纪轻轻就开始有脂肪沉淀，有红血丝，眼睛混浊不够清洁的征象。这都是湿热秽浊之邪熏蒸导致的。

反复长痤疮：这是湿热体质的典型症状之一。痤疮此起彼伏，还发红、长脓疱、面部坑坑洼洼。

性情急躁易怒：这是湿热之邪燔灼体内久留不去，热扰心神所致。

二便、分泌物：小便时感觉尿道灼热，小便黄赤、颜色很深。大便燥结或黏滞不爽，有解不尽的感觉，气味特别大，臭秽难闻，这是湿热留滞于大肠。女性白带多，色黄，外阴经常瘙痒，男性阴囊潮湿，是下焦湿热。

唇舌、脉象：唇红齿黄、牙龈红、口唇红。舌质红，舌苔黄腻，脉滑数。

2. 为什么会形成湿热体质

先天因素。

后天因素。嗜烟酒，常熬夜。过食肥甘厚味，嗜食大鱼大肉，或进食很多银耳、燕窝、冬虫夏草、乌鸡白凤丸等，滋补不当会促生或者加重湿热。长期情绪压抑，气机不畅，聚湿生痰，气郁痰结，郁而化火，形成湿热体质。肝炎病毒携带者多属湿热体质，肝胆是薄弱环节，肝胆疏泄不好，酿生湿热。长期在湿热环境下工作生活。亚健康状态特别多见湿热体质。

3. 湿热体质有什么不好

湿热体质的人很容易患上以下疾病：

湿热阻滞于肌表则易患皮肤湿疹，或脂溢性皮炎、脱发、痤疮。特别容易生脓肿疮疡。有很重的体味。容易得癣症，如皮癣、脚癣、体癣。还容易出现筋骨肌肉的疲劳，易有腰酸背痛、全身痛的感觉。

湿热阻滞中焦则出现黄疸，如现代医学的胆囊炎、病毒性肝炎等。

湿热下注则出现淋证（膀胱炎、尿道炎、肾盂肾炎等泌尿系感染及前列腺炎）、带下病、生殖系统各种炎症。

二、如何通过经络腧穴调养湿热体质

1. 经脉——手阳明大肠经、足太阳膀胱经

手阳明大肠经：本经起于食指桡侧端（商阳穴），经过手背行于上肢伸侧前缘，上肩，至肩关节前缘，向后与督脉在大椎穴相会，再向前下行入锁骨上窝（缺盆），进入胸腔络肺，通过膈肌下行，入属大肠。其分支从锁骨上窝上行，经颈至面颊，入齿中，回出夹口两旁，左右交叉于人中，至对侧鼻翼旁，于迎香穴处与足阳明胃经相接。

大肠经属阳明经是多气多血之经，气血都很旺，可以帮助人体增强阳气或把多余的火气去掉。此外，中医讲肺主皮毛，肺与大肠相表里，肺的浊气可通过大肠排泄，肺功能弱了，体内毒素便会在大肠经瘀积，所以脸上起痘、身上起湿疹这些问题，大肠经都可以很好地调节。

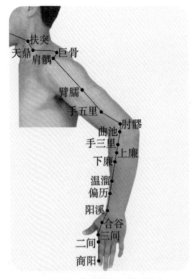

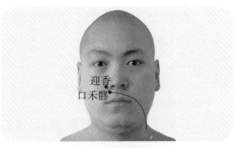

图 6-1 手阳明大肠经图 1　　　　图 6-2 手阳明大肠经图 2

足太阳膀胱经：本经脉分支从头顶部分出，到耳上角部。直行本脉从头顶部分别向后行至枕骨处，进入颅腔，络脑，回出分别下行到项部，下行交会于大椎穴，再分左右沿肩胛内侧，脊柱两旁，到达腰部，进入脊柱两旁的肌肉，深入体腔，络肾，属膀胱。本经脉一分支从腰部分出，沿脊柱两旁下行，穿过臀部，从大腿后侧外缘下行至腘窝中。另一分支从项分出下行，经肩胛内侧，从附分穴夹脊下行至髀枢，经大腿后侧至腘窝中与前一支脉会合，然后下行穿过腓肠肌，出走于足外踝后，沿足背外侧缘至小趾外侧端，交于足少阴肾经。

足太阳膀胱经主一身之表，外邪侵袭，毛孔闭塞失于气化，湿邪留体内可选膀胱经。膀胱经起于目内眦，下行项后，一支夹背抵腰，下行经股入奈窝，一支循背下行，至奈窝后下行，至外踝折向前，至足小趾，膀胱气化失司出现膀胱经走行部之胀满、小便不利、遗尿等皆可选用。

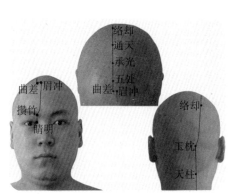

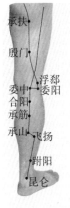

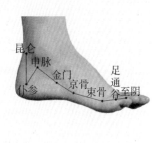

图 6-3　足太阳膀胱经图 1　　　　　　图 6-4　足太阳膀胱经图 2

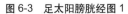

　　合谷——大肠经经气在此形成强盛的水湿风气。本穴物质为三间穴天部层次横向传来的水湿云气，行至本穴后，由于本穴位处手背第 1、2 掌骨之间，肌肉间间隙较大，因而三间穴传来的气血在本穴处汇聚，汇聚之气形成强大的水湿云气场，故名合谷，有较强的清利湿热作用。

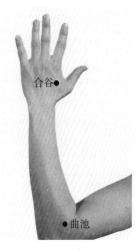

　　曲池——有转化脾土之热，清化大肠经湿热的功能。

　　大椎——在后正中线上，第 7 颈椎棘突下凹陷中。此指穴内的气血物质为实而非虚也。大椎名意指手足三阳的阳热之气由此汇入本穴并与督脉的阳气上行头颈。大椎有很强的泄热作用。

图 6-5　合谷、曲池

　　阴陵泉——归足太阴脾经，足太阴脾经的合水穴，是脾经脉气所注之处，具有健脾化湿、通利三焦的作用，为健脾祛湿利水要穴。

　　丰隆——和胃气，化痰湿，清神志的要穴。足阳明胃经的络穴。

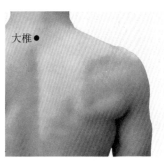

图 6-6　大椎

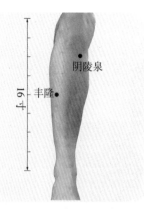

图 6-7　阴陵泉、丰隆

2. 治疗痤疮有特效——刮痧

痤疮又叫青春痘，是因毛囊及皮脂腺阻塞、发炎所引发的一种皮肤病。青春期时，激素会刺激毛发生长，促进皮脂腺分泌更多油脂，毛发和皮脂腺因此堆积许多物质，使油脂和细菌附着，引发皮肤红肿的反应。发病人群以 15 ～ 30 岁为主，30 岁以后病情一般可减轻或自愈，故称为青春痘，属于中医学"面疮"范畴，俗称"粉刺"。

皮肤出现毛囊性丘疹，中央有一黑点，称黑头粉刺；周围色红，挤压有米粒样白色脂栓排出，另有无黑头、成灰白色的小丘疹，称白头粉刺。若发生炎症，粉刺发红，顶部可见小脓疱。脓疱破溃痊愈后，可遗留暂时色素沉着或有轻度凹陷的瘢痕，有的形成结节、脓肿、囊肿及瘢痕等多种形态的伤害，甚至破溃后形成多个窦道和瘢痕，严重者呈橘皮脸。发病部位以颜面为多，亦可见于胸背上部、肩胛处、胸前、颈后、臀部等处。自觉症状可见稍有瘙痒或疼痛，病程缠绵，此愈彼起，一般在 30 岁后自然消失，有的可迁延数年或十余年。

中医学认为，本病与青春期阳盛有关，加之过食辛辣肥甘之品，肺胃积热、化湿生痰、营血偏热、血热外壅、阻滞气血、蕴阻肌肤所致。

治疗痤疮的特效穴

治疗痤疮的特效穴有合谷、曲池、肺俞、大椎穴。

合谷——为手阳明大肠经原穴。大肠经与肺经相表里，肺主皮毛；手阳明大肠经循行于面部，本穴专治面部诸疾，《四总穴歌》认为"面口合谷收"，本穴又有解表泻热的作用，故无论面部或其他部位的痤疮均可以选合谷进行治疗。

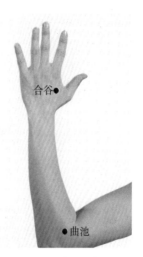

　　曲池——归于手阳明大肠经。大肠经与肺经相表里，肺主皮毛，本穴不但能疏散表热，还能清解里热。此外，本穴为手阳明大肠经合土穴，具有清泄阳明、清热利湿之功，阳明多气血，故本穴有调理气血的作用。痤疮由于气血不调，营血偏热、湿热蕴阻肌肤所致，所以，曲池是治疗痤疮的必选穴。

图6-8　合谷、曲池

　　肺俞——为肺的背俞穴，是肺脏经气输注于背部之处。肺主皮毛，痤疮发病的位置在肌表皮肤，故通过调理肺俞穴，使肌表皮肤抵抗力增强，从而达到不治自愈的目的，是治疗痤疮"治病求本"的方法。因痤疮由热所致，故本穴不能用补法，通常用泻法，使肺热得泻，那么自然就不起痤疮了。

　　大椎——居上属阳，有向上向外之性，能解表散热，主治外邪侵袭肌表所致表证。本穴为手足三阳、督脉之会，能散阳邪，解里热，具有清热泻火、解毒之功，是治疗里热炽盛的常用穴。痤疮发病主要由里热所致，里热炽盛，熏蒸于肌表发为痤疮，故对痤疮的治疗不但要清里热，还要针对肌表的表证进行治疗，达到"标本兼治"的目的。大椎穴既能解表热，又能清里热，是治疗痤疮的理想穴位。

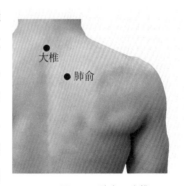

图6-9　肺俞、大椎

刮痧

　　选用水牛角刮痧板，水牛角具有清热解毒，凉血化瘀的功能。面部、颈部刮痧时，由内向外，由上向下进行轻刮。合谷、曲池、肺俞、大椎刮至微微渗血为度，隔日1次。

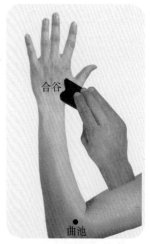

图 6-10　合谷、曲池刮痧

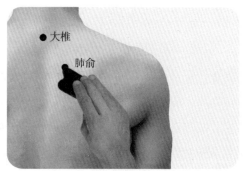

图 6-11　肺俞、大椎刮痧

附：食疗方

①山楂苡仁粥：山楂 30g，薏苡仁 40g。上两味洗净后一起入锅熬粥，每日食 1 次。本方清热利湿，尤其适合于因皮脂腺分泌旺盛引起的痤疮。

②苡杏昆藻汤：薏苡仁 30g，杏仁 10g，昆布 10g，海藻 10g，蒲公英 15g。将以上五味一起入锅后，加适量清水煎煮后取汁，每日饮用 1 次。此方具有清热解毒、消肿散结的作用，适用于因嗜食辛辣导致上火而引起的痤疮。

3. 口疮不再愁——合谷、廉泉、劳宫、承浆为你解烦忧

口腔溃疡，又称为"口腔上火"或"口疮"，是一种以周期性、反复发作为特点的口腔黏膜的浅表性溃疡，大小可从米粒至黄豆大，圆形或卵圆形，溃疡面凹陷，周围充血。溃疡具有周期性、复发性及自限性等特点，好发于唇、颊、舌缘等。病因及致病机制尚不明确。诱因可能是局部创伤、精神紧张、食物、药物、激素水平改变及维生素或微量元素缺乏。系统性疾病、遗传、免疫及微生物在其发生、发展中可能起重要作用。治疗主要以局部治疗为主，严重者需全身治疗。

中医理论认为，发生口疮的原因主要是外感六淫、饮食不节、情志过极、素体阴亏或久病阴损、劳倦内伤。素体阴虚，虚火上炎容易发生本病，主要责之于心、脾和胃。

治疗口疮的特效穴

治疗口疮的特效穴有合谷、足三里、劳宫、后溪、委中、廉泉、承浆、太溪、涌泉、神阙穴。

合谷——为手阳明大肠经上的穴位，具有良好的泄阳明热的作用。"面口合谷收"，面部的疾患都可以选用合谷穴进行治疗。

后溪——在手掌尺侧，微握拳，当小指本节（第5掌指关节）后的远侧掌横纹头赤白肉际。古人认为后溪、委中乃心火、肾水之表，故可降心肾上炎之虚火。

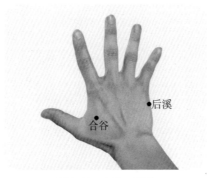

图 6-12　合谷、后溪

足三里——善于调理肠胃，可以使大便通畅而内火自下。

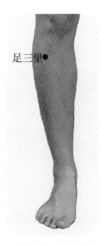

图 6-13　足三里

劳宫——为心包经之荥穴，可增泻心火之效。

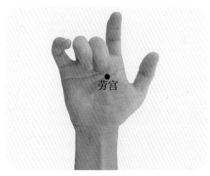

图 6-14 劳宫

委中——在腘横纹中点，当股二头肌腱与半腱肌的中间。俯卧位取穴。

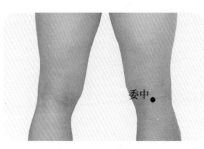

图 6-15 委中

廉泉——在颈部，前正中线，喉结上方，舌骨下缘凹陷处。廉泉为局部取穴，有疏通经气、止痛消炎的作用。

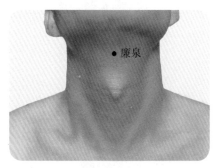

图 6-16 廉泉

承浆——在面部，当颏唇沟的正中凹陷处。承浆为局部取穴，有疏通经气、止痛消炎的作用。

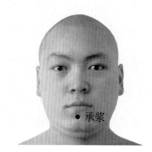

图 6-17　承浆

太溪——为足少阴之原穴，可滋肾阴而降虚火。

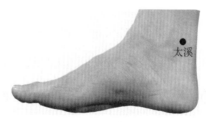

图 6-18　太溪

涌泉——通过艾条温和灸可以引火归原，使肾水得济，属中医学"反治之法"的运用。

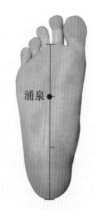

图 6-19　涌泉

神阙——有滋补肝肾、健脾养胃的作用，艾灸神阙可以使上炎之虚火下降归于肾中，从而纠正口疮之阴虚火旺的状态。

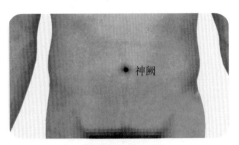

图 6-20　神阙

按摩

①点揉穴位：用拇指按揉合谷、足三里、劳宫、后溪、委中、廉泉、承浆、太溪穴，以酸胀为度，每穴持续 1 ～ 2 分钟。

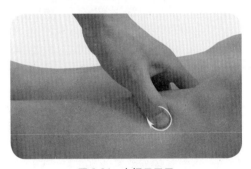

图 6-21　点揉足三里

②调补神阙：患者仰卧位，术者立于其身侧，术者将手掌放置于患者脐上，做逆时针方向和顺时针方向的交替揉动，而逆多顺少为调补，持续操作约 5 分钟。

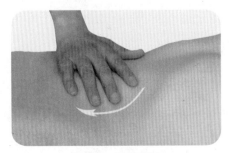

图 6-22　调补神阙

③擦涌泉：患者仰卧位，术者站于其身侧，用大鱼际擦足心涌泉穴 3 分钟，以局部皮肤微红透热，患者感觉舒适为宜。施术时一手固定足部，另一手大鱼际置于患者涌泉穴处，往返上下直线搓动，注意速度要均匀，力度宜轻。

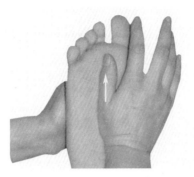

图 6-23　擦涌泉

刮痧

在廉泉、承浆处进行刮痧或揪痧法操作，至局部皮肤微有出血点为度。隔日 1 次。

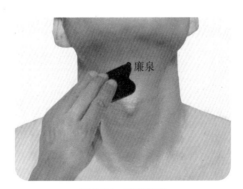

图 6-24　廉泉刮痧

辨证施治

该病分为实火型和虚火型两种，实火型口疮以清热泻火为原则，治疗较易；虚火型口疮以滋阴祛火为原则，治疗较慢。本节介绍的治疗方法既适用于实火型口疮，又适宜于虚火型口疮。

附：食疗方

①生地莲心汤：生地 9g，莲子心 6g，甘草 6g。三者加水，一同煎煮，去渣取汁。该方有养阴清热的功效，每日 1 剂，连用数日。

②莲子甘草茶：莲子 15g，甘草 2g，绿茶叶 5g。将三者一并放入茶杯内，冲入开水浸泡。本方有清心泄热的功效，日常可以代茶频饮。

4.胆囊炎——按揉、拔罐阳陵泉、胆囊穴

胆囊炎分急性和慢性，为临床常见病，尤以肥胖、多产、40 岁左右的女性多发。急性胆囊炎发病与胆汁瘀滞和细菌感染密切相关。慢性胆囊炎一部分为急性胆囊炎迁延而成，但多数既往并无急性发作史。胆囊炎患者中约 70% 伴有胆结石。一般认为小结石易阻塞胆囊管，引起急性胆囊炎；而较大的结石常不引起明显的腹部绞痛，仅引起慢性胆囊炎的表现。一般来说，几乎所有胆囊内有结石的病人都有慢性胆囊炎。本病属中医学"胆胀""胁痛""黄疸"等范畴。

急性胆囊炎或慢性胆囊炎急性发作，常在患者进油腻晚餐后半夜发病。主要症状为右上腹持续性疼痛、阵发性加剧，可向右肩背放射；常伴发热、恶心呕吐，但寒战少见，黄疸轻。慢性胆囊炎症状不典型，多数表现为胆源性消化不良、厌油腻食物、上腹部闷胀、嗳气、胃部灼热等，有时因结石梗阻胆管，可呈急性发作，但当结石移动、梗阻解除，即迅速好转。

中医认为，胆囊炎病位在胆，肝胆互为表里，故以肝胆为中心，可涉及脾胃。由饮食不节（洁）、情志失调、劳逸失当、脏腑传变等引起，致肝胆气机不利，湿热瘀滞，久则致阴阳、气血失调，胆汁瘀滞而为本病，其病机在于"不通"，故而治疗当以通利为主。

治疗胆囊炎的特效穴

治疗本病的特效穴有阳陵泉、胆囊穴。

阳陵泉——正坐屈膝垂足，在小腿外侧，腓骨头前下方凹陷中。本穴归足少阳胆经，为其下合穴，善治胆疾，具有疏肝理气、清胆利湿的作用。胆囊炎是由湿热瘀滞胆囊所致，故选取阳陵泉清胆利湿热，达到治疗胆囊炎的目的。

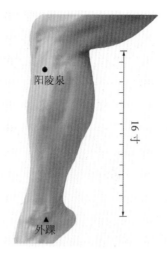

图 6-25　阳陵泉

　　胆囊穴——在小腿外侧上部，当腓骨小头前下方凹陷处（阳陵泉）直下 2 寸。本穴为足少阳胆经循经线上胆囊病变的阳性反应点，能调节少阳经气和胆腑的功能，具有疏肝利胆、清热解毒、清利湿热的作用，主治急、慢性胆囊炎。

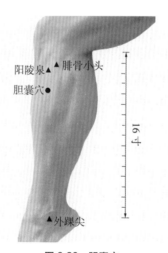

图 6-26　胆囊穴

　　按摩

　　点揉穴位：用拇指按揉阳陵泉、胆囊穴，以酸胀为度，每穴持续 1～2 分钟。

刮痧

选用水牛角刮痧板，在阳陵泉、胆囊穴区处进行刮痧操作，至局部皮肤微有出血点为度，隔日1次。

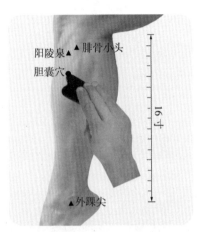

图 6-27 阳陵泉、胆囊穴刮痧

附：食疗方

①急性胆囊炎：发作时应禁食，让胆囊得到充分休息以缓解疼痛。禁食期间由静脉补充营养，多饮含钠盐和钾盐的白开水。疼痛缓解后，宜吃低脂肪、低胆固醇、高碳水化合物的清淡流质饮食，如豆浆、米汤、藕粉等。以后逐渐增加饮食，主要选用低脂半流质饮食或低脂少渣的软饭。

②慢性胆囊炎：

山楂三七粥：山楂10g，三七3g，粳米50g，蜂蜜适量。三七研细末，先取山楂、粳米煮粥，待沸时调入三七、蜂蜜，煮至粥熟服食。每日1剂，早餐服食。

金钱竹叶粥：金钱草30g，竹叶10g，粳米50g，白糖适量。将金钱草、竹叶洗净，放入锅中，加适量清水浸泡5～10分钟后，水煎取汁。加入粳米煮粥，待熟时，调入白糖，再煮一二沸即成，每日1剂。

和中和胆汤：柴胡、苍术、枳实、甘草各9g，白芍12g，白蔻仁、郁金、猪胆汁各6g。以上各味入水煎汤取汁，每日1剂，每日2次温服。

以上各方服用期间忌食辛辣油腻油炸食品。

5. 治疗前列腺炎——中极、行间、秩边

前列腺炎是指因细菌感染而引起的前列腺的炎症，是男性中壮年常见的疾病，以排尿余沥不尽，尿频，尿痛，会阴、少腹、肛门周围以及睾丸坠胀不适，尿道口有白色分泌物黏合为主要特点，临床上分为急、慢性两种。本病初发多为急性，慢性多由急性转化而来，也有一病即成慢性者。急性者，治疗及时则缓解较快，延误病情者可转化为慢性；慢性者，反复发作，缠绵难愈，病程较长。中医无此病名，但据该病的特点，急性者属中医"热淋"的范畴，慢性者属于中医"劳淋"的范畴。

该病与肝、肾、膀胱有密切关系，病位在前列腺，主要是湿热瘀阻、精道阻滞所致。急性者多湿热夹杂，慢性者多本虚标实。

治疗前列腺炎的特效穴

治疗前列腺炎的特效穴有中极、行间、秩边穴。

中极——能调节水液代谢，且本穴位于下腹部，距前列腺近，具有清热利湿、补肾利尿消肿、通阳化气之功，是治疗前列腺炎的必选穴。

行间——在足背部，当第1、2趾间，趾蹼缘的后方赤白肉际。本穴为足厥阴肝经的穴位，为其荥穴。"荥主身热"，故本穴有清肝泻火、清热利湿的作用，肝经绕阴器，男女的生殖器疾病都可以责之于肝经，前列腺属于男性生殖器官的组成部分，其炎症为湿热瘀阻所致，故选用行间穴治疗前列腺炎。

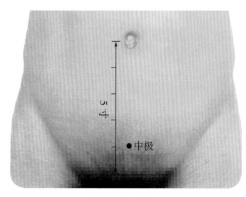

图 6-28　中极

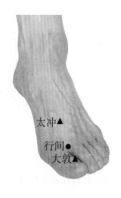

图 6-29　行间

秩边——在臀部，平第4骶后孔，骶正中嵴旁开3寸。本穴为足太阳膀胱经上的穴位，深层连及生殖器官，是调节水液的常用穴。对前列腺炎的治疗不仅取其局部治疗作用，还因其通利水道。

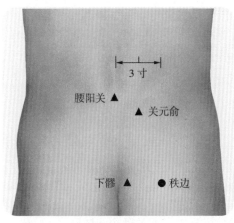

图6-30 秩边

按摩

①点揉穴位：用拇指按揉中极、行间、秩边穴，以酸胀为度，每穴持续1～2分钟。

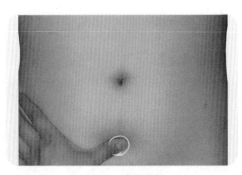

图6-31 点揉中极

②横摩下腹：患者仰卧位，医者立于其身侧，以一手手掌置于患者下腹部髂骨内侧缘处，横向摩动至身体对侧髂骨内侧缘处，反复摩动5～7分钟，以患者有热感舒适为宜。

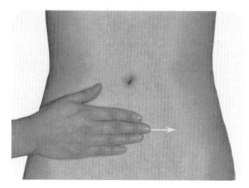

图 6-32　横摩下腹

③横擦腰骶：患者俯卧位，术者站于其身侧，横擦患者腰骶，反复操作约半分钟。

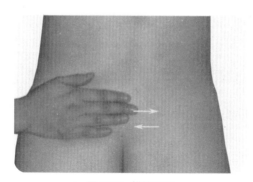

图 6-33　横擦腰骶

艾灸

慢性前列腺炎的患者用艾灸法，急性期不能用艾灸。方法如下：

患者仰卧位，术者将艾条掰下一段点燃后，放于艾盒中，并将艾盒置于下腹近前阴部进行艾灸，或者用艾条对下腹部进行温和灸，以患者感觉微热而无灼痛为宜。一般每次灸 15 分钟左右，至皮肤微红潮湿为度。

再让患者取俯卧位，将艾盒放于秩边穴上进行艾灸，或者用艾条对秩边穴进行温和灸，约 15 分钟。

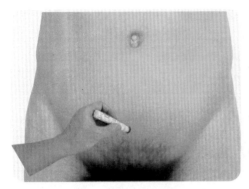

图 6-34　温和灸下腹部

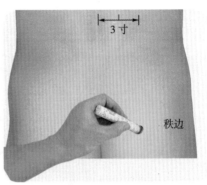

图 6-35　温和灸秩边穴

刮痧

　　患者取合适体位，术者在中极、行间、秩边穴上进行刮痧操作，至局部皮肤微有出血点为度，隔日 1 次。

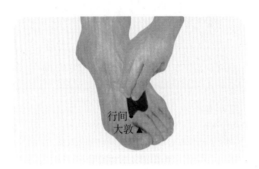

图 6-36　刮行间

附：食疗方

　　车前绿豆粥：车前子 60g，陈皮 15g，绿豆 50g，粳米 100g，通草 10g，将车前子、通草、陈皮同煎，将绿豆、粳米同煎，待五成熟时，将煎好的车前子、通草、陈皮去渣取汁，放入粳米绿豆粥中再煮，至粳米、绿豆完全熟为止。每日 1 剂，空腹温服，连服 1 周。

　　6. 告别慢性盆腔炎——常按中极、子宫、三阴交

　　慢性盆腔炎是指女性内生殖器（包括子宫、输卵管、卵巢）及周围的结缔组织和盆腔腹膜的慢性炎症。表现为经量不多或经期延长，部分病人白带增多，下

腹部坠胀、疼痛及腰骶部酸痛，可有低热，易感疲劳。常由分娩、流产、宫腔内手术消毒不严，或经期产后不注意卫生，或附近其他感染，病原体侵入所致。

按发病过程，多由急性盆腔炎发展而来，少数可由邻近器官炎症直接蔓延，也有患者并无急性盆腔炎的病史，起病便是慢性。该病病情顽固，当有诱发因素时，仍能急性发作。慢性盆腔炎如长期治疗不愈，可形成盆腔结缔组织炎。

本病属中医"带下""癥聚"等范畴。湿热入侵，蓄积盆腔，与气血相搏，气血运行不畅，使冲任二脉受损，迁延日久而成慢性盆腔炎。

治疗慢性盆腔炎的特效穴

治疗慢性盆腔炎的特效穴有中极、子宫、三阴交穴。

中极——位于下腹部，在女性其深部即为盆腔，本穴具有清热利湿的作用。盆腔炎是由于湿热蓄积盆腔所致，取其局部治疗作用，故能用于治疗盆腔炎。

子宫——是经外奇穴，顾名思义，本穴是治疗子宫疾病的专用穴。中医学认为，子宫的范围包括女性子宫以及周围的组织，还包括盆腔，所以子宫穴能治疗盆腔疾病。

三阴交——可健脾益血、调肝补肾、活血化瘀，对妇科病证疗效尤佳，故又谓"妇科三阴交"，盆腔炎属于妇科疾病，故而三阴交可以治疗盆腔炎。

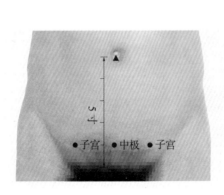

图 6-37　中极、子宫

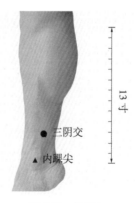

图 6-38　三阴交

按摩

①点揉穴位：用拇指按揉中极、子宫、三阴交穴，以酸胀为度，每穴持续1～2分钟。

②横擦腰骶：患者俯卧位，术者站于其身侧，横擦患者腰骶，反复操作约半分钟。施术时以手的尺侧置于患者腰骶部，做横向直线往返擦动，以局部皮肤微红温热为度。

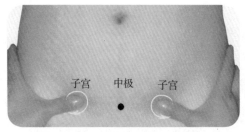
图 6-39　点揉中极、子宫

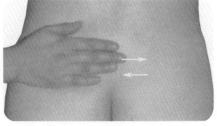
图 6-40　横擦腰骶

艾灸

本病不用艾灸，因为本病为湿热所致，艾火使热上加热，反而不利于本病的康复。

刮痧

患者取合适体位，术者在三阴交穴上进行刮痧操作，至局部皮肤微有出血点为度，隔日 1 次。

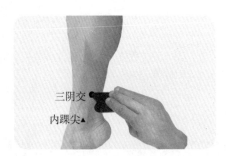
图 6-41　刮三阴交

附：食疗方

马齿苋赤小豆汤：马齿苋 15g，赤小豆 30g，绿豆 30g，白扁豆 50g，以上四味共同入水煎煮，喝汤吃食物，每日 1 剂，连服 10 日。

慢性盆腔炎患者需食清淡易消化食品，忌食辛辣油腻之品。

第七章

血瘀体质，长斑

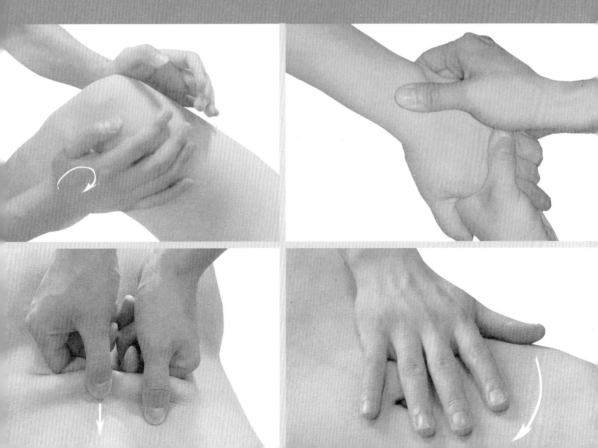

血瘀体质为现代生活方式下特别常见的体质类型，指全身性的血液循环、血脉不是那么畅通，有一种潜在的瘀血倾向。血瘀，即血液运行不畅，可见于很多种疾病。一般而论，凡离开经脉之血不能及时消散，瘀滞于某一处，或血流不畅，运行受阻，瘀积于经脉或器官呈凝滞状态，都叫血瘀。在气候寒冷、情绪不调等情况下，很容易出现血脉瘀滞不畅或阻塞不通，也就是瘀血。瘀塞在什么部位，什么部位就发暗发青、疼痛、干燥瘙痒、出现肿物包块，当然此部位的功能也会受到影响。典型的血瘀体质，形体偏瘦者居多。常见皮肤干燥，皮肤瘙痒，容易生斑，面色晦暗，口唇发暗，眼睛混浊且经常有细小的红血丝，同时表情抑郁、呆板，面部肌肉不灵活，容易健忘，记忆力下降，而且因为肝气不舒展，还经常心烦易怒。血瘀体质对人的寿命、健康、美容的影响较大，是一个要引起高度注意的体质。

一、认识一下血瘀体质

1. 血瘀体质的特征

面部长斑：血瘀体质的人最容易出现面部色斑沉着，同时伴有面色晦暗，口唇也暗，红丝盘睛。同时，血瘀体质的人还经常皮肤干燥，甚至会瘙痒，这种干燥瘙痒，中医认为是风，治则为祛风先活血，血活风自灭。此外，这种人还常常伴有秽浊的外形，就是整个人看起来不是那么清爽，感觉像是脸没洗干净似的，易得痤疮，痤疮往往不厉害，但最困扰人的是，一旦得了痤疮，暗印、色素斑就很难消。这和痰湿、湿热体质之人有几分类似，也是血液不归正化，瘀滞于体内，失于濡养的表现。

头发易脱落：发为血之余。血瘀体质的人脱发会脱得很彻底，整个毛囊萎缩，一般不好治。因为瘀血一般是常年循环不好形成小血管的阻塞，即微循环质量不好，即"久病入络"。

情志方面：血瘀体质人的表情抑郁、呆板，就是说不是活灵活现，面部肌肉不是很活。血瘀体质的人病久了，会出现健忘、记忆力下降，这是血瘀导致机体濡润滋养不够，神机失用的一大表现。血瘀体质的人有时也会心烦，这是血瘀化热，热扰心神所致。

舌象、脉象：舌有长期不消的瘀血点和瘀斑。瘀血很严重时，舌下静脉是怒张的，严重的根本看不出是条状，而成一堆一片了，用三棱针一点，出来的血是黑血。脉象表现为滞涩。

此外，血瘀体质还表现为肌肤干燥、女性月经失常等。

2. 为什么会形成血瘀体质

家族遗传性。

气郁发展成血瘀。血瘀体质最常见的一个原因就是气机不畅，气行则血行，气机阻滞则血瘀。

阳虚寒凝，血运失温。血得温则行，得寒则凝。阳虚寒从内生，寒性收引凝滞，血运乏力迟滞，从而形成血瘀。

产后未用活血化瘀药。这是离经之血阻滞脉外导致的血瘀。

3. 血瘀体质有什么不好

血瘀体质的人很容易患上以下疾病：

各种痛证。经脉是循行气血的通道，输布着无形之气和有形之血，供给生命活动。血瘀体质的人由于气滞血瘀，经脉循行不畅，会产生各种以刺痛为主要表现的疾病，而且疼痛较为持久、位置固定，如偏头痛、痛经、胁肋痛（多为刺痛）、胃痛等。

肿瘤。如果瘀滞的时间久了还会生肿瘤包块，如乳腺增生、子宫肌瘤等。

血瘀体质者脸上多数有斑，且难以消除而形成色素沉着。

血瘀体质者易患出血（崩漏、肌衄），中风，胸痹（冠心病、心绞痛），痹证等病。

二、如何通过经络腧穴调养血瘀体质

1. 肝经

本经起于足大趾爪甲后丛毛处，向上沿足背至内踝前1寸，向上沿胫骨内缘，在内踝上 8 寸处交出足太阴脾经之后，上行过膝内侧，沿大腿内侧中线进入阴毛中，绕阴器，至小腹，夹胃两旁，属肝，络胆，向上穿膈肌，布于胁肋部。沿喉咙的后边，向上进入鼻咽部，上行连目系，出额，上行与督脉会于头顶部。其分支从肝分出，穿膈肌，向上注肺，经气由此处与手太阴肺经相接。

本经主治肝病。肝主疏泄，肝气郁结，气停则血瘀。通过本经以达气行则血行而治疗血瘀的功效。

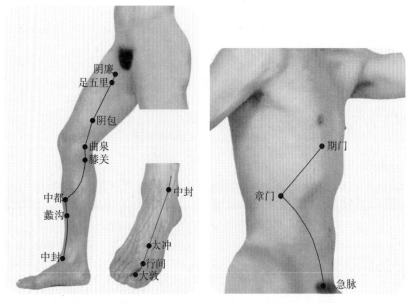

图 7-1 肝经图 1   图 7-2 肝经图 2

2. 化血瘀特效穴位——太冲、血海、膈俞、肝俞

太冲——足厥阴肝经穴。在足背侧，当第 1 跖骨间隙的后方凹陷处。足厥阴肝经的输穴、原穴。中医认为，肝为"将军之官"，主怒。生气指的就是发火，或郁而不发，或生闷气。人体能量在"怒"时，往往走的是"肝经"路线。太冲是肝经的原穴，调控着该经的总体气血。

血海——足太阴脾经穴。屈膝，在大腿内侧，髌底内侧端上 2 寸，当股四头肌内侧头的隆起处。血海穴是生血和活血化瘀的要穴。位置很好找，用掌心盖住膝盖骨（右掌按左膝，左掌按右膝），五指朝上，手掌自然张开，大拇指端下面便是此穴。

膈俞——足太阳膀胱经穴。在背部，当第 7 胸椎棘突下，旁开 1.5 寸。八会穴之血会。能理气宽胸，活血通脉。

肝俞——在背部，当第 9 胸椎棘突下，旁开 1.5 寸。有行气功效，使气行则血行。

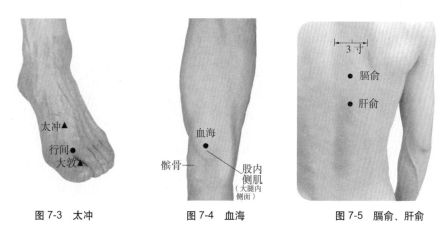

图 7-3 太冲　　　　　图 7-4 血海　　　　　图 7-5 膈俞、肝俞

3. 治疗色斑——按压血海、肺俞、肝俞、太冲穴

色斑包括雀斑、黑斑、黄褐斑和老年斑等，属色素障碍性皮肤病。

雀斑是一种好发于颜面、颈部及手背部的黄褐色或暗褐色色素斑点，多在 6 岁左右出现，常随年龄的增长而增多。黑斑多发生在面部，呈黑色斑块，常见于女性，与长时间暴晒、化妆品过敏、内分泌失调、精神压力大等有密切关系。黄褐斑是发生于面部的淡褐色或褐色斑，为一种常见的色素沉着性皮肤病。黄褐斑多发于中年妇女，是一种后天性局限性色素增多疾病，也称蝴蝶斑、妊娠斑等。老年斑，全称为"老年性色素斑"，是指在老年人皮肤上出现的一种脂褐质色素斑块，属于一种良性表皮增生性肿瘤，一般多出现在面部、额头、背部、颈部、胸前等，有时候也可能出现在上肢等部位。老年斑大多在 50 岁以后出现，多见于高龄老人，故民间也称其为"寿斑"。

面部色斑的发生已婚女性多于男性，多发年龄为 30～45 岁，现代医学认为本病与内分泌失调、妊娠、口服避孕药、患有妇科疾病等因素有关。

本病属于中医学的"黧黑斑""面尘"等范畴。中医学认为，色斑虽生于面部皮肤，但其发生与脏腑气血功能失调有密切关系，与肝郁气滞、阴亏血燥、脾肾不足有关。病因病机大致可分为两大类：即后天失调，气虚不能推动血液运行；或者肝郁气滞，血行不畅，阻于络脉所致。总之，色斑与血瘀有关。

治疗色斑的特效穴

治疗色斑的特效穴有血海、肺俞、肝俞和阿是穴。

血海——为足太阴脾经上的穴位，为脾经的郄穴，可调气通络、理血活血。色斑是由于血行不畅、瘀阻脉络所致，血海穴通过活血化瘀的作用达到治疗色斑的效果。

肺俞——是足太阳膀胱经上的穴位，为肺的背俞穴，是肺脏疾病在背部的反应点。肺主皮毛，肺气蒸腾营养物质，熏蒸于皮肤腠理，能够治疗皮肤疾病，故对于色斑的治疗，肺俞穴是必选的穴位。

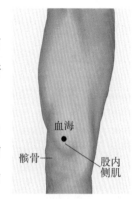

图 7-6 血海

肝俞——是足太阳膀胱经上的穴位，为肝的背俞穴，是肝脏疾病在背部的反应点。肝藏血，肝主疏泄，调理人体代谢，色斑与代谢减慢有关，故通过调理肝俞增强代谢，从而治疗色斑。

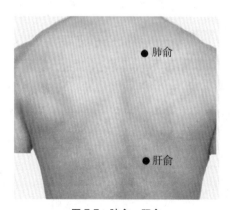

图 7-7 肺俞、肝俞

太冲——足厥阴肝经的输穴，原穴。中医认为，肝为"将军之官"，主怒。生气指发火，或郁而不发，或生闷气。人体能量在"怒"时，往往走的是"肝经"路线。太冲是肝经的原穴，调控着该经的总体气血。

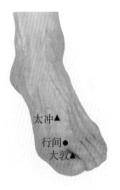

图 7-8　太冲

按摩

拇指按揉血海、肺俞、肝俞和面部色斑密集区域，以酸胀为度，每穴持续 1～2 分钟。

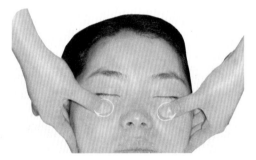

图 7-9　按揉面部色斑密集区

拔罐

先在背部沿膀胱经进行走罐，走至皮肤微有出血点为度，然后沿背俞穴从上到下进行拔罐，留罐 5 分钟。

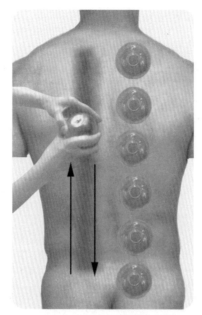

图 7-10　背部膀胱经走罐、拔罐

刮痧

　　选用水牛角刮痧板，在面部进行刮痧，按由内向外，由上向下进行轻刮，水牛角具有清热解毒、凉血化瘀的功能。

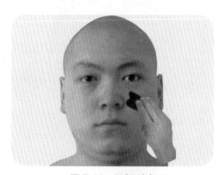

图 7-11　面部刮痧

附：食疗方

　　三仁粥：杏仁、桃仁、白果仁各 10g，粳米 50g，鸡蛋 1 个。将前四味同放入水中煎煮，待熟时，在沸腾的水中打入鸡蛋，盛出来食用时，根据个人喜好，放适量冰糖或不放。每日食用，既能养颜治疗色斑，又能延缓衰老。

4. 有效缓解冠心病、心绞痛——重压膻中、内关、心俞

冠状动脉性心脏病简称冠心病，是一种最常见的心脏病，是指因冠状动脉狭窄、供血不足而引起的心肌机能障碍和(或)器质性病变，故又称缺血性心脏病。症状表现为胸腔中央发生压榨性疼痛，并可迁延至颈、颌、手臂、后背及胃部。其他可能症状有眩晕、气促、出汗、寒战、恶心及昏厥。严重患者可能因为心力衰竭而死亡。

临床以反复咳喘、咳痰、水肿、紫绀等为特征。肺、心功能代偿期（包括缓解期），在原有咳、痰、喘等慢性表现的基础上，患者动则心悸、气促、乏力和劳动耐力下降，可有不同程度的紫绀。肺、心功能失代偿期临床表现或以呼吸衰竭为主，或以心力衰竭为主。

冠心病、心绞痛属于中医学"胸痹""真心痛"范畴。本病既有标证之实象，也有心气虚损之本。"不通则痛"为本病的基本病机，故应治以宣阳通痹、扶阳益气、活血化瘀为主。

治疗冠心病的特效穴

内关——属于手厥阴心包经上的穴位，是其络穴，别走手少阳三焦经，又是八脉交会穴中阴维脉的会穴。"阴维为病苦心痛"。

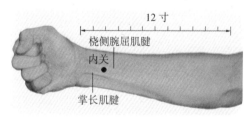

图 7-12　内关

膻中——是任脉的胸部腧穴，八会穴之一，为任脉、足太阳、手太阴、手少阴经之交会穴。"气会膻中"，又是宗气聚集之处，功能为宽胸理气、活血化瘀。冠心病初期多为气滞所致，日久转变成血瘀为主。本穴既能理气，又能化瘀，且位于胸部，为治疗冠心病的必选穴。

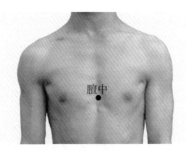

图 7-13 膻中

心俞——是足太阳膀胱经上的穴位，为心的背俞穴，是心脏疾病在背部的反应点。心脏疾病时，点按本穴时可有酸痛等异常感觉，本穴也能调理心脏的各种疾患，包括功能性和器质性的，所以临床上冠心病经常选心俞穴进行治疗。

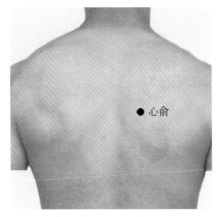

图 7-14 心俞

按摩

点揉穴位：用拇指按揉内关、膻中、心俞穴，以酸胀为度，每穴持续1～2分钟。

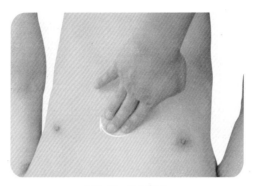

图 7-15　按揉膻中

拔罐

　　患者仰卧位，术者在膻中穴上进行拔罐操作，留罐 10 ～ 15 分钟，至皮肤出现瘀血或青紫为度。

　　然后患者取俯卧位，术者在心俞穴上拔罐，留罐 10 ～ 15 分钟。严重的患者可以对这两个穴位采用刺血拔罐法。

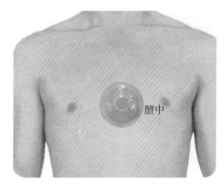

图 7-16　膻中拔罐

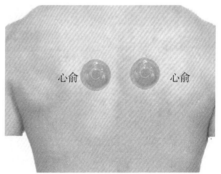

图 7-17　心俞拔罐

艾灸

　　患者取合适的体位。术者立于患者身侧，将艾条的一端点燃，对准内关、膻中、心俞穴处施温和灸各 15 分钟。

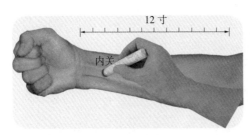
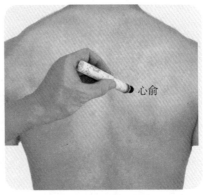

图 7-18　温和灸内关　　　　　　　　图 7-19　温和灸心俞

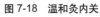 刮痧

在内关、膻中、心俞穴处进行刮痧操作，至局部皮肤微有出血点为度。隔日 1 次。

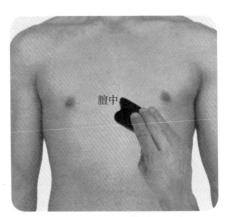

图 7-20　刮膻中

附：食疗方

①香菇桃仁粉：香菇 100g，桃仁 10g，杏仁 10g。将以上上三味研磨成粉，每日冲水喝，每日 1 剂，10 日为 1 疗程。

②三七檀香汤：三七 2g，檀香 1g，鸡蛋 1 只。以上三味共同入水煎煮，去渣取汁饮，每日 1 剂，10 日为 1 疗程。

5. 子宫肌瘤去无踪——常灸中极、归来、子宫、三阴交

子宫肌瘤是女性生殖器最常见的一种良性肿瘤。35 岁以上的妇女，约有 20% 以上患有子宫肌瘤。本病多数无明显症状，仅于盆腔检查时偶被发现。少数表现为阴道不规则出血，腹部触及肿物，白带增多，下腹坠胀酸痛以及压迫症状，还可伴有乏力、气短、心慌等全身症状，本病可导致不孕。其临床表现与肌瘤的部位、生长速度及肌瘤有无变性等有关系。属中医"癥瘕"的范畴。

子宫肌瘤的外因多为风冷寒邪入侵或湿邪、热邪与气血相搏，气血运行受阻；内因责之于情志过极，气机郁滞，脏腑气血失调，日久渐成癥瘕。本病在病因上强调内外因相合的结果，病机上多认为是"瘀血内停"所致，故治疗时以活血化瘀为主，但同时要兼顾扶正。

治疗子宫肌瘤的特效穴

中极——隶属任脉，位于下腹部，为任脉与足三阴经的交会穴，有活血化瘀、调冲任之功，子宫肌瘤多是由于瘀血停滞子宫所致，故本穴能治疗子宫肌瘤。

子宫——是经外奇穴，顾名思义，本穴是治疗子宫疾病的专用穴，有活血化瘀、理气调经的作用。

归来——当脐中下 4 寸，距前下中线 2 寸。本穴为足阳明胃经在腹部的穴位，有活血化瘀、调经止痛的作用。月经按期而至，经血通畅，自然能起到活血化瘀的作用，从而治疗子宫肌瘤。

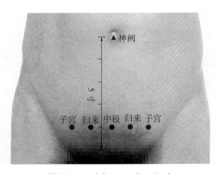

图 7-21　中极、子宫、归来

三阴交——为太阴脾经和厥阴肝经的交会穴。肝主疏泄、藏血，故有疏肝理气、活血化瘀散结之功，是治疗妇科病的要穴。

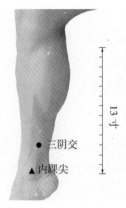

图 7-22　三阴交

> 按摩

①点揉穴位：用拇指按揉中极、归来、子宫、三阴交穴，以酸胀为度，每穴持续 1～2 分钟。

②横摩下腹：患者仰卧位，术者立于其身侧，以一手手掌置于患者下腹部髂骨内侧缘处，横向摩动至身体对侧髂骨内侧缘处，反复摩动 5～7 分钟，以患者有热感舒适为宜。

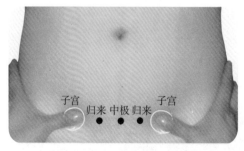

图 7-23　点揉中极、归来、子宫

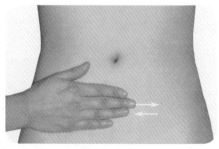

图 7-24　横摩下腹

③横擦腰骶：患者俯卧位，术者站于其身侧，横擦患者腰骶部肾俞、命门穴处，反复操作约半分钟。

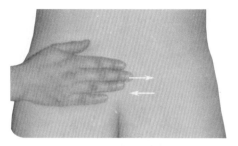

图 7-25　横擦腰骶

拔罐

　　患者仰卧位，术者在中极、归来、子宫穴上进行拔罐操作，留罐 10 分钟或至皮肤出现瘀血或青紫为度。然后患者取俯卧位，术者在腰骶部走罐至有明显的皮下出血为度，然后施以拔罐操作 3 ～ 5 分钟。隔日 1 次。

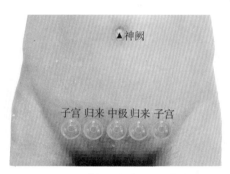

图 7-26　中极、归来、子宫拔罐

艾灸

　　将艾条掰下一段点燃后，放于艾盒中，将艾盒置于下腹部（即肚脐以下的腹部），或者以艾条温和灸下腹部，以患者感觉微热而无灼痛为宜。一般每次灸 15 分钟左右，至皮肤微红潮湿为度。隔日 1 次。

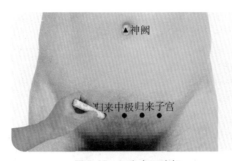

图 7-27　温和灸下腹部

刮痧

　　患者俯卧位，术者站在患者的一侧，手持刮痧板在腰骶部进行刮痧操作，刮至局部微微渗血为度。隔日 1 次。

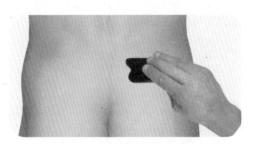

图 7-28　刮腰骶部

附：食疗方

　　①灵芝水：紫灵芝片适量，放入水中煎煮，每日代茶饮。

　　②益母陈皮汤：益母草 80g，陈皮 9g，鸡蛋 2 个，以上三味入水共煮，吃蛋饮汤。月经前每天 1 次，连服数次。

　　③当归元胡汤：元胡、艾叶、当归各 9g，以上三味加水 3 碗，煎成 1 碗，去药渣，再入瘦猪肉 60g，食盐少许，待猪肉煮熟后，吃肉喝汤，月经前每天 1 剂，连服 5 ～ 6 剂。

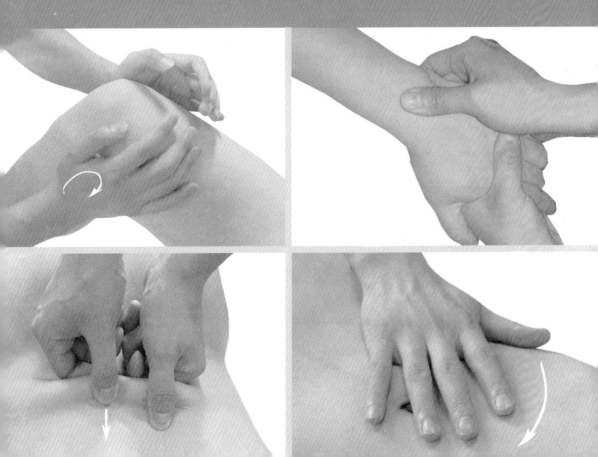

随着科技的发展，工作压力的增加，我们常常听说现代都市人都容易罹患一种疾病，叫抑郁症。抑郁症就相当于中医的气郁体质，这是工作压力大的人最常见的体质类型。可见于白领、行政管理人员等，尤其女性最为多见。

一、认识一下气郁体质

1.气郁体质的特征

情绪方面：郁闷、不开心是气郁体质人最典型的症状。这种人表面上话不是很多，遇到事情反应也不激烈，但是内心特别敏感，容易起疑心，又斤斤计较。这种人对精神刺激的承受能力差一些，经常郁郁寡欢、胸闷、爱叹气。《红楼梦》中的"林妹妹"就是气郁体质的典型代表。

不停地唉声叹气：经常叹气是气郁体质最具特征性的一个表现，中医叫善太息。这是因为气机瘀滞后觉得闷，不舒服，就会无意识地通过叹气来舒展气机，所以常叹气。严重的还会有咽喉不利的症状，中医叫梅核气，就是总感觉咽部有异物，吐又吐不出来。这也是气机瘀滞，不顺畅，聚集在喉部的表现。

形体方面：以形体瘦弱者为多，一般偏高、偏瘦、偏弱。面色发黄、无光泽，郁结厉害则面色会发青黄。

胀满感：胸胁胀满或隐隐作痛。女性月经前有比较明显的乳房胀痛和少腹胀痛，这种情况比较明显就提示可能是气郁体质。

睡眠不佳：气郁体质因为阴阳之气的运行不顺，出阳入阴也不顺，所以，睡眠也不太好。

大便发干：大便多数发干，因为气滞，粪便在肠道停留时间就会长，水分就会被吸收得多一些，所以就会干燥。此外，气郁体质之人还可见食欲不佳。

2. 为什么会形成气郁体质

先天因素（父母遗传）。

后天因素。多数和幼年时期经历过比较大的生活事件有关系，如父母离异、父或母早亡等；或者频繁的精神刺激，所欲不遂等。因自我调节能力差，受到一些打击无法自我调整就会气郁。

3.气郁体质有什么不好

气郁体质的人很容易患上情绪方面的疾患，如抑郁症、狂躁症。可表现为歇斯底里，哭笑无常，突然晕倒，不省人事，或者好像一下子不会走了，瘫了，然而各项检查都正常，这种情况叫妇人脏躁。

失眠。气郁体质的人的失眠是不好治的。所谓心病还要心药医，此时吃镇静安神药效果都不大。

胸痛和肋间神经痛，以胀痛为主。

月经方面疾病，如周期紊乱和经前期紧张综合征。一般而言，从月经初潮开始经量就少，多数和肾有关；月经量多，颜色又淡，和脾有关；月经周期乱，多数和肝有关。气郁体质关键在肝。血瘀体质和气郁体质都是女子多见，所以有的中医学家说"女子以肝为先天"。在女子来说，肝是特别重要的，不少妇科病就是从肝的异常变化开始的。

此外，气郁体质者还容易患颈项部的瘿瘤、甲亢、消化道溃疡、偏头痛、情绪性腹泻、抑郁症、梅核气、神经官能症等。

二、如何通过经络腧穴调养气郁体质

1.肝经胆经

肝经：本经起于足大趾爪甲后丛毛处，向上沿足背至内踝前1寸处，向上沿胫骨内缘，在内踝上8寸处交出足太阴脾经之后，上行过膝内侧，沿大腿内侧中线进入阴毛中，绕阴器，至小腹，夹胃两旁，属肝，络胆，向上穿过膈肌，分布于胁肋部。沿喉咙的后边，向上进入鼻咽部，上行连接目系，出于额，上行与督脉会于头顶部。其分支从肝分出，穿过膈肌，向上注入肺，经气由此处与手太阴肺经相接。

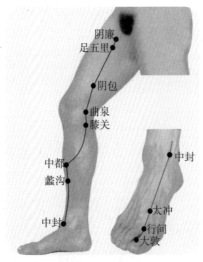

图 8-1 肝经图 1

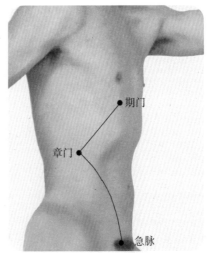

图 8-2 肝经图 2

本经主治肝病。肝主疏泄，肝气郁结，通过本经以达气行的功效。

胆经：循行部位起于目外眦（瞳子髎穴），上至头角（颔厌穴），下行到耳后（完骨穴），再折回上行，经额部至眉上（阳白穴），又向后折至风池穴，沿颈下行至肩上，左右交会于大椎穴，前行入缺盆。本经脉一分支从耳后进入耳中，出走于耳前，至目外眦后方。另一分支从目外眦分出，下行至大迎穴，同手少阳经分布于面颊部的支脉相合，行至目眶下，向下的经脉经过下颌角部下行至颈部，与前脉会合于缺盆后，穿过膈肌，络肝，属胆，沿胁里浅出气街，绕毛际，横向至环跳穴处。直行向下的经脉从缺盆下行至腋，沿胸侧，过季肋，下行至环跳穴处与前脉会合，再向下沿大腿外侧、膝关节外缘，行于腓骨前面，直下至腓骨下端，浅出外踝之前，沿足背行出于足第四趾外侧端（足窍阴穴）。

胆经，即足少阳胆经之简称。中医有"少阳为枢"的说法，足少阳胆经循行于人体头、身侧面，如同掌管门户开合的转轴，为人体气机升降出入之枢纽，能够调节各脏腑功能，为十二经脉系统中非常重要的部分。足少阳胆经枢机不利、开合失司，可致多种病变。

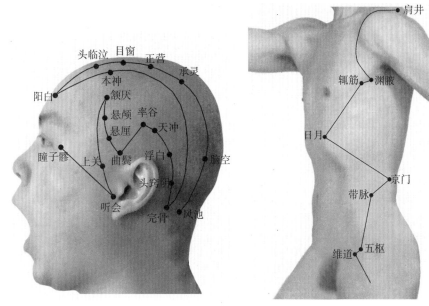

图 8-3　胆经图 1

图 8-4　胆经图 2

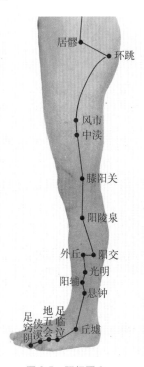

图 8-5　胆经图 3

2. 打通郁滞——气郁者三大保健要穴

膻中——心包募穴，八会穴之气会。本穴为任脉的生气之海，主治一切气郁病证。

气海——经常按摩气海穴，有舒畅气机的作用，而且气海穴生发阳气，阳气充足，充润上升，有滋养清窍的功效，所以气海穴特别适合气郁体质偏于气机郁滞在上焦的人选用。

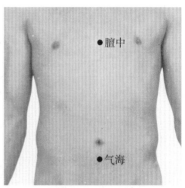

图 8-6　膻中、气海

阳陵泉——气郁体质偏于气机郁滞在中焦的，可以选用阳陵泉穴。腓骨小头前下方凹陷处就是阳陵泉。阳陵泉是胆经的穴位，有疏肝利胆的作用，对气机不畅的胸胁胀痛最为适宜。我们可以每天按摩拨动阳陵泉 3 次，每次 15 分钟，或用艾条灸 10～20 分钟。若同时配合敲胆经，点肝经的太冲、曲泉穴，疏肝理气的效果更好。

涌泉——气郁体质的人情怀不畅，闷闷不乐，时间久了必然会阻滞血液的运行。反过来，血瘀也会加重气机郁滞的情况，二者是相互作用的。按摩涌泉穴，可以让大脑的左右半球交替产生兴奋和抑制，使神经内分泌系统得到有效的调节，并促进心血管系统的功能，改善血液循环，增强体力和精力，使气机郁滞的状况得到有效缓解。涌泉穴在肾经上，为全身腧穴的最下部，乃是肾经的首穴，所以气郁体质偏于气机郁滞在下焦的人，可以经常按摩这个穴位。

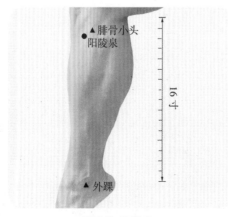

图 8-7　阳陵泉

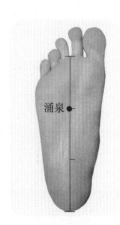

图 8-8　涌泉

此外，还可以自选按摩这些穴位：任脉上的膻中、中脘、神阙、气海；心包经上的内关、间使；肝经上的曲泉、期门；胆经上的日月、阳陵泉；膀胱经上的肺俞、肝俞等。

3. 抑郁症——多选安神疏肝之穴

抑郁症是由各种原因引起的以抑郁为主要症状的一组心理障碍或情感障碍，以抑郁心境自我体验为中心的临床症状群或状态。其表现以心境低落为主，与处境不相称，可以从闷闷不乐到悲痛欲绝，甚至木僵，严重者可出现幻觉、妄想等精神病性症状。某些病例的焦虑与运动性激越很显著。抑郁症是一种常见疾病，每十位男性中就有一位可能患有抑郁症，而女性则每五位中就有一位患有抑郁症。抑郁症严重困扰患者的生活和工作，给家庭和社会带来沉重的负担，约15%的抑郁症患者死于自杀。临床表现为情绪低落，思维迟缓及自我评价降低，运动抑制，常伴有全身症状，如食欲、性欲明显减退，明显消瘦，体重减轻；失眠严重，多数入睡困难，恶梦易醒，早醒，醒后无法入睡，常表现晨重夜轻的规律。

治疗抑郁症的特效穴

中医认为抑郁症为情感所伤、劳倦思虑太过、体虚久病等原因致肝气郁闷不舒所致。治疗抑郁症的特效穴有百会、印堂、肝俞穴。

百会——是督脉上的穴位，督脉入属于脑，脑为元神之府，本穴可调节神志，故能治疗抑郁症。

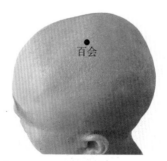

图8-9　百会

印堂——在督脉循行路线上，督脉通于脑，故有健脑调神的作用，故用来治疗抑郁症。

肝俞——是足太阳膀胱经上的穴位，为肝的背俞穴，是肝脏疾病在背部的反应点。肝藏血，主情志，情志异常大都与肝有关，所以肝俞穴是调治情志病的必选穴。

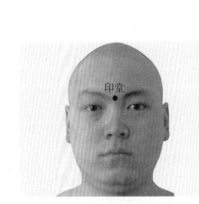

图 8-10　印堂

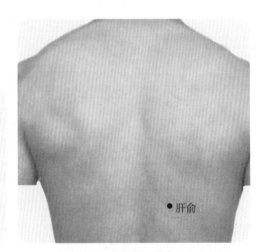

图 8-11　肝俞

按摩

①点揉穴位：用拇指按揉百会、四神聪、印堂、肝俞穴，以酸胀为度，每穴持续 1～2 分钟。

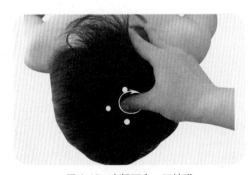

图 8-12　点揉百会、四神聪

②捏脊：患者俯卧位，术者站于其身侧，反复捏脊 4 ~ 7 遍，力度以患者能耐受为度。

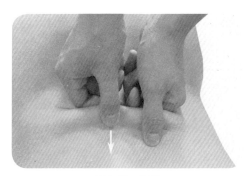

图 8-13　捏脊

拔罐

先在背部沿膀胱经线进行走罐，走至皮肤微有出血点为度，然后沿背俞穴从上到下进行拔罐，留罐 5 分钟。

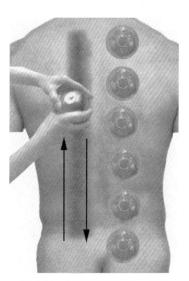

图 8-14　背部膀胱经走罐、拔罐

刮痧

在百会、印堂、肝俞穴处进行刮痧操作，至局部皮肤微有出血点为度，隔日 1 次。

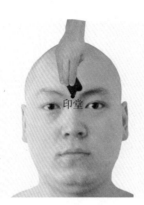

图 8-15 刮印堂

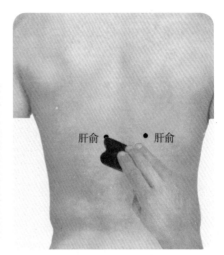

图 8-16 刮肝俞

附：食疗方

银耳莲子粥：莲子 50g，银耳 30g。以上两味放入水中熬成粥，每日 1 剂连续食用。莲子清心除烦，银耳强心补虚，两者性温和，均可长期服用，效果显著。

4. 治疗眩晕——揉风池、太冲，擦涌泉

眩晕是指患者感到自身或周围环境物有旋转或摇动的一种主观感觉障碍，常伴有客观的平衡障碍。一般无意识障碍，主要由迷路神经、前庭神经、脑干及小脑病变引起，也可由其他系统或全身性疾病而引起。

中医认为，肝为风木之脏，主动主升。忧郁恼怒，可致肝气不调，气郁化火，肝阳上亢，肝风内动，上扰清窍，发为眩晕。此型眩晕症的临床表现为头晕目眩，头胀或痛，心烦易怒，失眠多梦，耳鸣口苦，面色红赤等。此症多因情志刺激而诱发，治疗以平肝息风为主。

治疗眩晕的特效穴

风池——为足少阳胆经上的穴位，为足少阳、阳维之会，能疏散少阳风热、清利头目，还能平息内风，是治疗眩晕的特效穴。

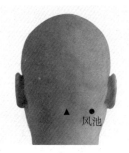

图 8-17　风池

　　百会——是督脉上的穴位，督脉入属于脑，脑为元神之府，本穴可治疗头部诸疾，眩晕病位在头，故本穴能治疗眩晕。

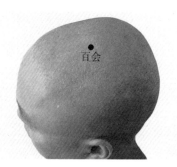

图 8-18　百会

　　太冲——本穴归于足厥阴肝经，是肝经原穴，具有平肝泄热、息风止痉之功，位居于下，可治于上，是治疗眩晕的常用穴。

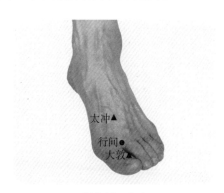

图 8-19　太冲

按摩

①点揉穴位：用拇指按揉风池、百会、太冲穴，以酸胀为度，每穴持续1～2分钟。

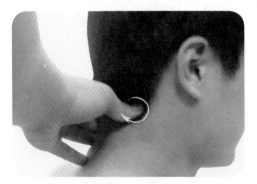

图 8-20　点揉风池

②擦涌泉：患者仰卧位，术者站于其身侧，用大鱼际擦足心涌泉穴3分钟，以局部皮肤微红透热，患者感舒适为宜。施术时一手固定足部，另一手大鱼际置于患者涌泉穴处，往返上下直线搓动，注意速度要均匀，力度宜轻。

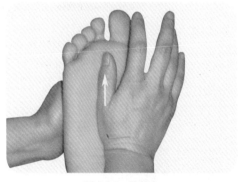

图 8-21　擦涌泉

拔罐

先在背部沿膀胱经线进行走罐，走至皮肤微有出血点为度，然后沿背俞穴从上到下进行拔罐，留罐5分钟。

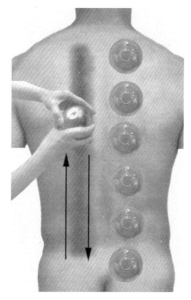

图 8-22　背部膀胱经走罐、拔罐

艾灸

　　患者俯卧位，将艾条掰下一段点燃后，放于艾盒中。将艾盒置于下腹部进行艾灸，或者以艾条温和灸下腹部相关穴位，以患者感觉微热而无灼痛为宜。一般每次灸 15 分钟左右，至皮肤微红潮湿为度。

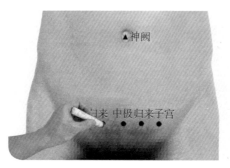

图 8-23　温和灸下腹部

刮痧

　　在风池、百会、太冲、肝俞等穴处进行刮痧操作，至局部皮肤微有出血点为度。隔日 1 次。

患者俯卧位，术者站在患者的一侧，手持刮痧板在患者肝俞穴上进行刮痧操作，刮至局部微微渗血为度。隔日1次。

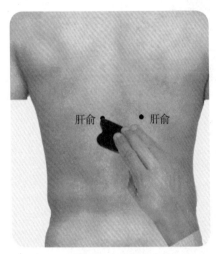

图 8-24 刮肝俞

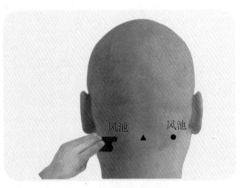

图 8-25 刮风池

如果出现以下情况，还可以选用这些穴位

恶心伴呕吐者，加中脘、天枢、神门。

耳鸣加翳风、听宫、率谷、中渚。

眩晕急性发作，属肝阳者可针刺太冲穴，泻法。

气血虚眩晕，可选脾俞、肾俞、关元、足三里等穴，取补法或灸之。

肝阳上亢者，可选用风池、行间、侠溪等穴，取泻法。

兼肝肾阴亏者，加刺肾俞等，用补法。

痰浊中阻者，可选内关、丰隆、解溪等穴，用泻法。

各种虚证眩晕急性发作均可艾灸百会穴。

附：食疗方

①天麻炖猪脑：天麻10g，洗净的猪脑1个。以上两味放入适量水中，炖熟服食。隔日1剂，连用7次为1疗程。

②甘菊粳米粥：甘菊30g，粳米60g。以上两味先煮粳米，待米熟后放入甘菊再煮3分钟即可，盛入碗中，放入适量冰糖，每日1剂，早晚服用，连服7日。

5.治疗梅核气——按揉廉泉、内关、太冲、丰隆

梅核气是指咽喉中有异物感，如梅核塞于咽喉，咯之不出，咽之不下，时发时止，但不影响进食为特征的咽喉病证。本病为中医病名，《金匮要略》描述其症状为"咽中如有炙脔"，相当于西医的咽部神经官能症，或称癔球、咽癔症。本病多发于壮年，女性居多。

梅核气主要因情志不畅，肝气郁结，循经上逆，结于咽喉或乘脾犯胃，运化失司，津液不得输布，凝结成痰，痰气结于咽喉引起。

治疗梅核气的特效穴

廉泉——为经外奇穴，有利舌咽、开音窍的作用，是治疗咽喉病的常用穴。梅核气病位在咽喉，故选用该穴治疗本病。

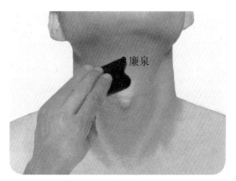

图 8-26　廉泉

内关——归手厥阴心包经，为八脉交会穴之一，通于阴维脉，是理气的要穴。梅核气为痰气交阻于咽喉所致，所以选用内关起到理气作用。

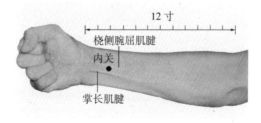

图 8-27　内关

太冲——归于足厥阴肝经，是肝经原穴，位居于下，可治于上，有疏肝理气的作用，能治疗梅核气痰气交阻的症状。

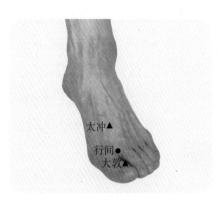

图 8-28 太冲

丰隆——归于足阳明胃经，为其络穴，属胃络脾。脾胃主运化水湿，故本穴有健脾益气、化痰的作用，为祛痰要穴。梅核气为痰气交阻于咽喉所致，所以选用丰隆起到化痰作用。

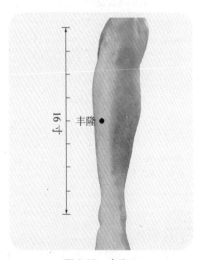

图 8-29 丰隆

按摩

点揉穴位：用拇指按揉廉泉、内关、太冲、丰隆穴，以酸胀为度，每穴持续 1～2 分钟。

拔罐

先在背部沿膀胱经线进行走罐，走至皮肤微有出血点为度，然后沿背俞穴从上到下进行拔罐，留罐5分钟。隔日1次，10次为1疗程。

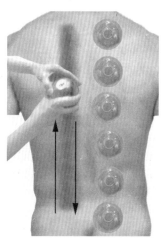

图 8-30　背部膀胱经走罐、拔罐

刮痧

在廉泉穴施用揪痧法，在内关、太冲、丰隆穴处进行刮痧，至局部皮肤微有出血点为度。隔日1次，10次为1疗程。

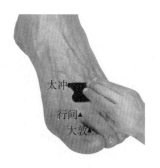

图 8-31　刮太冲

附：食疗方

三花茶：玫瑰花3g，月季花3g，合欢花3g，枸杞5g。以上四味沸水冲泡，每日代茶饮。本方有疏肝理气并养肝的作用，治疗梅核气，适合长期服用。

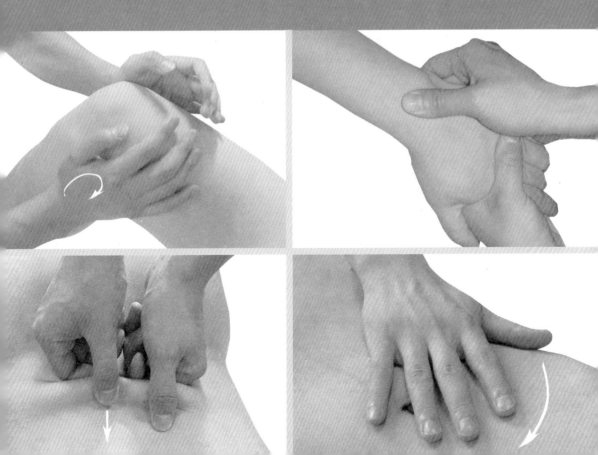

第九章

特禀体质，过敏

过敏，是我们生活中司空见惯、习以为常的现象，但苦了容易过敏的人。过敏给他们的生活、身体带来了诸多不便。容易过敏的人，在中医体质学上属于特禀体质。

为什么叫"特禀"？"特"指的是什么？就是特殊禀赋，就是过敏体质。

人们经常用春暖花开来形容春天，但有些人却特别害怕春天的到来，因为春天的花粉会使他们过敏，会给他们带来很多烦恼。特禀体质的人，就有这样的烦恼。春天花粉一飘，这类人就不停地打喷嚏、流眼泪。

过敏体质的人，有先天性的原因，也有后天原因，有的人检查后发现自己鱼过敏、虾过敏、桃过敏、小麦过敏、荞麦面过敏，什么也不能吃。

如果不从体质角度考虑，只是防过敏，有些过敏是防不了的，如有人螨虫过敏，是不是把这个屋子里的螨虫清理之后他才能进去呢？这不现实。很多过敏原是切不断的。大千世界过敏原太多，防不胜防。

如果我们能认识到自身是过敏体质，那么我们就可以改变自己的过敏体质，而不是去阻断过敏原，这样我们就从根本上改变了过敏状态。

一、认识一下特禀体质

1.特禀体质的特征

特禀体质的人没有感冒也会打喷嚏、流鼻涕，或者一到春天百花盛开的时候就特别害怕外出，因为容易喷嚏不止，大量流清涕，皮肤上起疹子，莫名瘙痒，一抓就红，甚至在皮肤上出现紫色的瘀点瘀斑，更有甚者莫名地喘促，这是花粉过敏。有好多人对不同的物质有过敏现象，比如油漆、灰尘、毛制品等。在中医上这就被称为特禀体质，多是遗传所致。特禀体质的人要保持室内清洁，被褥、床单要经常洗晒，室内装修后不宜立即搬进居住，春季尽量减少室外活动时间，同时起居规律，加强机体素质的锻炼。

2. 为什么会形成特禀体质

形成特禀体质的因素也同样包括先天和后天两方面。孩子出生之前，在母体内会遗传到父母双方的一些特征。同时，出生以后也受到其他一些因素的影响。我们的这个特禀质就是指禀赋比较特殊，较一般人差一点的体质。主要包括：

过敏体质。这是最多见的一类特禀体质，如有过敏性鼻炎、过敏性哮喘、过敏性紫癜、湿疹、荨麻疹等过敏性疾病的人大多属于这一类。值得注意的一点是，许多书上称特禀体质就是过敏体质，其实过敏体质是特禀体质的一种，具体来说，各种遗传疾病、各种生下来就有的身体缺陷，都是特禀体质的范畴，后天调理对过敏体质的人比较有效，而一些先天身体缺陷则相对比较难调理。

遗传病体质。就是有家族遗传病史或者是先天性疾病，这一类疾病大多很难治愈。

胎传体质。就是母亲在妊娠期间所受的不良影响传到胎儿所造成的一种体质。有些人是家族性的过敏，很小就有，持续一生，有些人可能三四十岁了才发现。也就是说，这种人存在先天特殊条件，而什么时候发作受外在环境影响。

3. 特禀体质有什么不好

特禀体质的人很容易患上以下疾病：

这类人容易患药物过敏、花粉症、哮喘、荨麻疹等，遗传性疾病如血友病、先天愚型等，胎传性疾病如五迟（立迟、行迟、发迟、齿迟和语迟）五软（头软、项软、手足软、肌肉软、口软）、解颅、胎惊等。

特禀体质过敏严重还会发生过敏性休克，危及生命。

二、如何通过经络腧穴调养特禀体质

1. 肺经、膀胱经

肺经：即手太阴肺经之简称。属肺，络大肠，通过横膈，并与胃和肾等有联系。主治呼吸系统病证及本经脉所经过部位的病证。肺主表，为一身之藩篱，通过肺经可以增强肺气功能。

手太阴肺经起于中焦（胃），下行至脐，联络大肠，再上行沿着胃的上口，穿过横膈膜，直属于肺脏；上至气管、喉咙，沿锁骨横行至腋下（中府、云门二穴），沿着上肢内侧前缘下行，至肘中，沿着前臂掌面桡侧入寸口（桡动脉搏动处），沿大鱼际部，至拇指桡侧尖端（少商穴）。

膀胱经：人体十二经脉之一，简称膀胱经。循行部位起于目内眦（睛明穴），上达额部，左右交会于头顶部（百会穴）。本经脉分支从头顶部分出，到耳上角部。背俞穴全部分布于背部足太阳经第一侧线上，即后正中线（督脉）旁开 1.5 寸处，通过背俞穴调理脏腑，主要治疗相应脏腑病，增强体质。

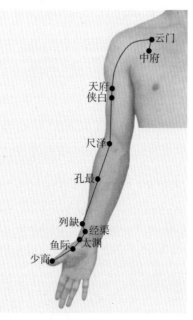

图 9-1　肺经图

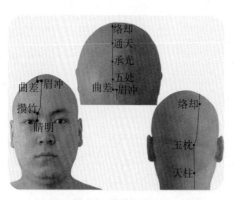

图 9-2　膀胱经图 1

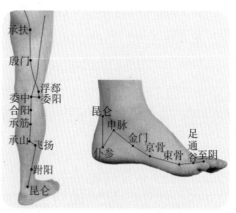

图 9-3　膀胱经图 2

2. 调理过敏体质，按摩这六个穴位很有效

迎香——是手阳明大肠经上的一个腧穴，是手阳明大肠经和足阳明胃经的交汇穴，按揉迎香可以疏通经脉，使气机通畅，从而缓解过敏性鼻炎引起的各种症状。

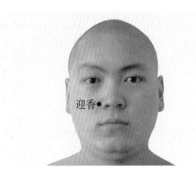

图 9-4　迎香

风池——是足少阳胆经上的一个腧穴，是手少阳、阳维相交会的穴位。点按风池可以让人体阳气得到提升，经络得到疏通，使鼻子保持通畅。

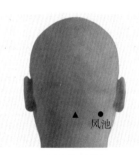

图 9-5　风池

肺俞——是足太阳膀胱经上的一个腧穴，是治疗肺部疾病的重要穴位，对由于外感风邪引起的喷嚏、流涕，以及由于肺气不足而引起的鼻痒、鼻塞等症状均有治疗作用。

脾俞——是足太阳膀胱经上的一个腧穴。脾气不足则脾胃的消化功能减退，这样则会使得人体不能得到充足的营养，"脾为后天之本"，脾气不足则影响人体正常的生理功能，如果造成呼吸系统的疾病则会导致喷嚏、鼻痒、流涕和鼻塞等过敏性鼻炎症状。按揉脾俞对于恢复正常脾胃功能，减轻患者过敏性鼻炎引起的症状有很好的作用。

肾俞——是足太阳膀胱经上的一个腧穴。"肾主纳气"，肾脏气虚则其"纳气"功能受限，就会影响呼吸功能，点按肾俞有强肾的作用，有助肾气的恢复。

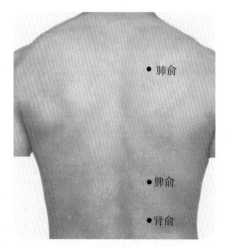

图 9-6 肺俞、脾俞、肾俞

足三里——是足阳明胃经上的一个重要腧穴。按揉足三里可以补益胃气，使胃气向上升发到达头面部，从而营养头面部的经络，开通鼻窍，可以有效缓解过敏性鼻炎的症状。

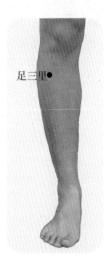

图 9-7 足三里

3. 治疗过敏性鼻炎——按揉迎香穴、按揉背俞穴

过敏性鼻炎，又称变态反应性鼻炎，是人体吸入外界过敏性抗原而引起的变态反应在鼻部的表现，常被误认为伤风，主要表现为鼻痒、喷嚏、流清涕。现

代医学认为，此类病人为过敏体质，某些对大多数正常人无害的过敏原作用于过敏体质者，便可引起变态反应的发生。常见的过敏原如牛奶、鱼、虾、牛、羊肉等，其他如尘埃、毛类、花粉、寒冷等。过敏可有家族史、季节性。病初为阵发性鼻痒，继之连续喷嚏，少则一次几个，多则几十个，急性发作时，常有多量水样鼻涕流出，间歇性或持续性鼻塞，还可出现暂时性嗅觉减退、头痛、耳鸣、流泪等症状。

治疗过敏性鼻炎的特效穴

迎香——取穴时一般采用正坐或仰卧姿势，迎香穴位于人体的面部，在鼻翼旁开约 1cm。

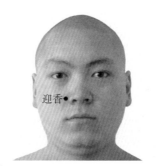

图 9-8　迎香

肺俞——足太阳膀胱经穴。在背部，当第 3 胸椎棘突下，旁开 1.5 寸。肺的背俞穴。

脾俞——足太阳膀胱经穴。在背部，当第 11 胸椎棘突下，旁开 1.5 寸。脾的背俞穴。

肾俞——足太阳膀胱经穴。在腰部，当第 2 腰椎棘突下，旁开 1.5 寸。

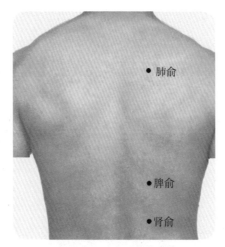

图 9-9 肺俞、脾俞、肾俞

按摩

①按揉迎香穴、足三里：一般采用正坐位，用双手的食指指腹按揉迎香穴，在 1 分钟内，顺、逆时针方向各按揉 36 圈；用大拇指或中指按压足三里穴，每天 1 次，每次每穴 2～3 分钟，每分钟按压 5～6 次。每次按压要使足三里穴有酸胀、发热的感觉。

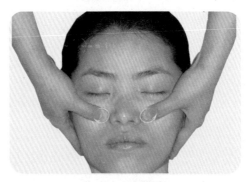

图 9-10 按揉迎香

②按揉背俞穴：患者取俯卧位，术者以双手中指端、食指端按揉肺俞、脾俞、肾俞，并对称用力，捏挤肺俞、脾俞、肾俞穴，按揉 100～300 次，捏挤 10～15 次。最后用两手大拇指指腹自肺俞穴沿肩胛骨后缘向下分推，分推 30～50 次，以增强对穴位的刺激效果。按揉这些穴位可以疏通肺气、祛除体表

的寒气，从而缓解由过敏性鼻炎引起的各种症状。

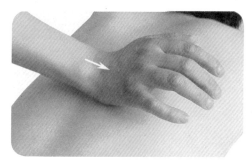

图 9-11　按揉背俞穴

搓足底、按涌泉

睡前端坐，用手掌来回搓摩涌泉及足底部 10 次，要满面搓，以感觉发烫发热为宜，搓完后，再用大拇指指腹点按涌泉 10 次，以感觉酸痛为度，两脚互换。

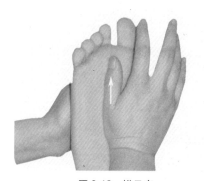

图 9-12　搓足底

如果出现以下情况，还可以选用这些穴位

如果见打喷嚏、流鼻涕、流眼泪、鼻子发痒等，属于虚寒型过敏性鼻炎，可以加按风池穴，至产生酸胀感为止。

如果见全身无力、做事没有精神、不欲饮食、大便稀溏、嗳气泛酸、口干口苦等，属于脾气虚弱型过敏性鼻炎，可以多按足三里穴。

如果见腰酸、健忘、乏力、尿频、怕冷、出冷汗、手脚发凉等，属于肾气虚弱型过敏性鼻炎，可以多按肾俞穴。

附：食疗方

①扁豆山药粥：炒扁豆 60g，怀山药 60g，加米煮成粥。有健脾功效，用于脾胃虚弱、大便稀的患者，小儿过敏性鼻炎患者最为适合。

②苍耳茶：苍耳子 10g，辛夷花 15g，白芷 10g，薄荷叶 2g，加适量葱白一起煲 30～40 分钟，当茶喝。主治过敏性鼻炎、鼻塞、流涕等。

③葱白红枣鸡肉粥：粳米 100g，红枣 10 枚（去核），连骨鸡肉 100g，分别洗净。姜切片，香菜、葱白切末。锅内加水适量，放入鸡肉、姜片大火煮开。然后放入粳米、红枣熬 45 分钟左右。最后加入葱白、香菜，调味。可用于过敏性鼻炎见鼻塞、喷嚏、流清涕者。

4. 治疗过敏性哮喘——按揉定喘、天突，艾灸肺俞

过敏性哮喘是一种比较顽固的疾病，如果忽视治疗，可以伴随终身。大部分哮喘患者都存在过敏现象或者有过敏性鼻炎，有过敏性鼻炎的哮喘患者发病前会有打喷嚏、流鼻涕、鼻痒、眼痒、流泪等症状。过敏性哮喘是由多种细胞，特别是肥大细胞、嗜酸性粒细胞和 T 淋巴细胞参与的慢性气道炎症，此种炎症可引起易感者反复发作喘息、气促、胸闷和（或）咳嗽等症状，多在夜间和（或）凌晨发生，气道对多种刺激因子反应性增高。

治疗过敏性哮喘的特效穴

定喘——俯卧位或正坐低头，穴位于后正中线上，第 7 颈椎棘突下定大椎穴，旁开 0.5 寸处即是本穴。定喘穴可止咳平喘，通宣理肺。现代常用于治疗支气管哮喘。

肺俞——肺的背俞穴。主治咳嗽、气喘、鼻塞、皮肤瘙痒、瘾疹等。

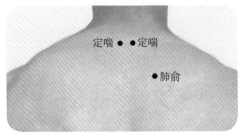

图 9-13　定喘、肺俞

天突——位于颈部，当前正中线上胸骨上窝中央。主治咳嗽、哮喘。

膻中——心包募穴，八会穴之气会。常用于喘嗽等疾病。

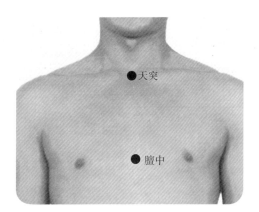

图 9-14　天突、膻中

【按摩】

用拇指按揉定喘、肺俞、天突、膻中穴，以酸胀为度，每穴持续 1 ～ 2 分钟。

【擦涌泉】

患者仰卧位，术者站于其身侧，用大鱼际擦足心涌泉穴 3 分钟，以局部皮肤微红透热，患者感舒适为宜。施术时一手固定足部，另一手大鱼际置于患者涌泉穴处，往返上下直线搓动，注意速度要均匀，力度宜轻。

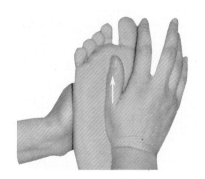

图 9-15　擦涌泉

刺络拔罐

将膻中、大椎、定喘、肺俞、膈俞、心俞、脾俞、肾俞分为两组，交替使用。患者取合适的体位，将所选穴位进行常规消毒。儿童与体质虚弱及虚证患者用皮肤针叩刺，用较轻刺激量，用闪火法迅速在刺激部位拔火罐，微出血即可。青壮年或体质较好及实证患者，用三棱针在穴位上用力点刺3～5下，然后迅速用闪火法拔火罐，出血3～5mL，或5～10分钟血凝为度。5次为1疗程，疗程间隔7日。

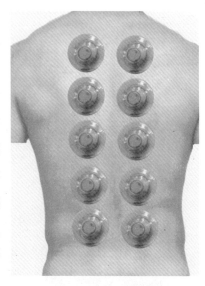

图 9-16 背俞穴刺络拔罐

艾灸

艾灸定喘、肺俞、心俞、脾俞、肾俞、气海和关元穴。

温和灸法：术者立于患者身侧，将艾条的一端点燃，对准应灸的腧穴部位，距离皮肤2～3cm，进行熏烤，使患者局部有温热感而无灼痛为宜，每穴灸15～20分钟，灸至患者感觉舒适为宜，局部皮肤潮红为度，每日灸1～2次。

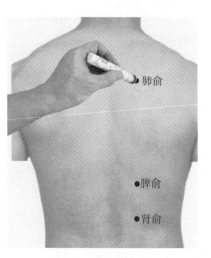

图 9-17 温和灸肺俞等

膀胱经背俞穴刮痧

患者取俯卧位，在背部膀胱经侧线背俞穴刮痧，着重在定喘、天突、风门、肺俞等背俞穴上操作。常规消毒，然后在所选穴位上均匀地涂抹刮痧油或润肤乳。操作时，术者一手持刮痧板，一手扶着患者。先用刮板棱角刮拭背部定喘、风门至肺俞、脾俞至肾俞，以出痧或者皮肤发热为度，还可用刮板棱角点按定喘、肺俞、脾俞和肾俞穴。再刮前臂部太渊，刮

10～20 次，至此穴处皮肤发热或出痧为宜。最后刮下肢部足三里，还可用刮板棱角点按，刮时用力要轻柔，切忌强求痧像。

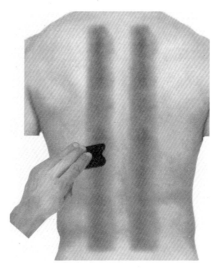

图 9-18　背部膀胱经刮痧

附：食疗方

萝卜粥：白萝卜 500g，粳米 60g，白糖 10g。先将粳米放入适量水中，大火烧开，至饭熟时放入萝卜块，再用大火煮熬成粥，放入少许白糖即成。本方具有止咳平喘、清热化痰的功效。每日 1 剂温服，连续服用至哮喘缓解为止，早餐食用即可。

5.治疗荨麻疹——风池、曲池、合谷、血海、膈俞

荨麻疹俗称风团、风疹团、风疙瘩、风疹块，是一种常见的皮肤过敏变态反应疾病。荨麻疹常见致病因素有食物（鱼、虾、牛奶、啤酒等）、植物（荨麻、漆、花粉等）、药物（青霉素、血清、呋喃唑酮等）、肠寄生虫（蛔虫、蛲虫等）、物理因子（冷、热等）。此外，感染、病毒、细菌、真菌、胃肠功能紊乱、内分泌紊乱、全身性疾病（风湿热、系统性红斑狼疮等）、精神紧张等亦可成为荨麻疹的致病原因。各种因素致使皮肤黏膜血管发生暂时性、炎性充血与大量液体渗出，造成局部水肿性损害而出现皮疹。临床上多发于女性，尤以中青年为多见。

中医学认为是由于人体正气相对虚弱，内有食滞、邪热，复感风寒、风热之邪郁于皮肤腠理之间，邪正交争而发病。初期在表，日久入里。

治疗荨麻疹的特效穴

风池——为足少阳胆经上的穴位，位于头后，为祛风要穴。荨麻疹俗称风团，为外风侵犯肌肤所致，取风池穴祛风而起治疗荨麻疹的作用。

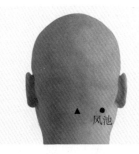

图 9-19 风池

曲池——为手阳明大肠经上的穴位，为其合穴，大肠经与肺经相表里，肺主皮毛，故本穴有疏散风热、解表散邪之功，善解全身风热表邪，具有走而不守之性。荨麻疹与外感风热有关，故本穴用于治疗荨麻疹。

合谷——为手阳明大肠经上的穴位，为其原穴，是大肠经气留止的地方。大肠经与肺经相表里，肺主皮毛，故本穴有疏散风热、解表散邪之功，所以，用治外邪侵犯肌表导致的荨麻疹。

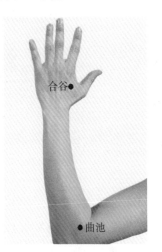

图 9-20 曲池、合谷

血海——"血海"，顾名思义，本穴擅长治疗与血有关的疾病，驱逐侵入血分的邪气，与合谷、曲池配合，使表里邪气尽逐，从而达到治疗荨麻疹的目的。

膈俞——第 7 胸椎棘突下旁开 1.5 寸。本穴为足太阳膀胱经上的穴位，"血会膈俞"，膈俞擅长治疗血病。荨麻疹不仅在表，还可入里，邪气与血相搏，而出现出血点等表现，取膈俞治疗荨麻疹效果卓著。

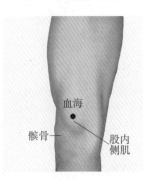

图 9-21 血海

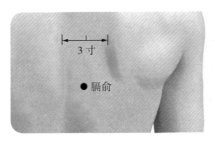

图 9-22　膈俞

三阴交——为足太阴脾经上的穴位，为足三阴经的交会穴，治疗范围广泛，擅长活血化瘀，凡气血阻滞、瘀血停留都可以选用本穴治疗，因而可治疗荨麻疹。

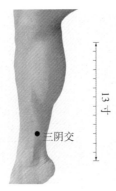

图 9-23　三阴交

按摩

点揉穴位：用拇指按揉风池、曲池、合谷、血海、膈俞、三阴交穴，以酸胀为度，每穴持续 1 ～ 2 分钟。

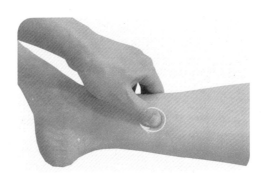

图 9-24　点揉三阴交

拔罐

梅花针叩刺拔罐法：取穴为曲池、足三里、血海。血虚受风加三阴交，素体湿盛加阴陵泉，血热受风加委中，胃肠滞热加天枢。梅花针叩刺大椎穴及脊柱两旁，使皮肤微微出血。闪火法背部拔罐并走罐，使梅花针叩刺过的部位拔吸出少量血液。同时配合西药扑尔敏 10mg，每天 3 次；强的松 15mg，每天 1 次。3 次为 1 个疗程，隔天 1 次。

刺络拔罐法：大椎、血海、肺俞。先用三棱针点刺出血，后拔罐，留罐 15 ～ 20 分钟。隔日 1 次。

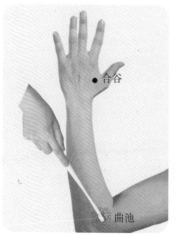

图 9-25　梅花针扣刺曲池

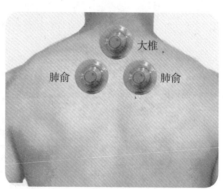

图 9-26　大椎、肺俞刺络拔罐

艾灸

患者取合适的体位。术者立于患者身侧，将艾条的一端点燃，对准血海、膈俞、曲池穴处施雀啄灸各 15 分钟。施灸时在皮肤 2 ～ 3cm 处来回点啄，进行熏烤，使患者局部有温热感而无灼痛为宜，每穴灸 15 ～ 20 分钟，灸至患者感觉舒适为宜，局部皮肤潮红为度，每日灸 1 ～ 2 次。

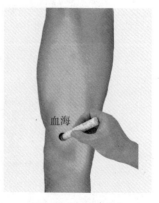

图 9-27　血海温和灸

刮痧

先刮背部的风府、大椎、膈俞，再刮上肢部曲池、合谷，最后刮下肢部血海、足三里。

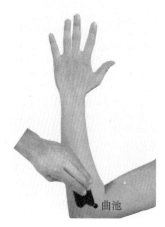

图 9-28　刮曲池

附：食疗方

①固表粥：乌梅 15g，黄芪 20g，当归 12g，放砂锅中加水煎开，再用小火慢煎成浓汁，取出药汁后，再加水煎开后取汁，用汁煮粳米 100g 成粥，加冰糖，乘热食用。

②玉米须酒酿：玉米须 30g，甜酒酿 100g，白糖适量。将玉米须放入适量水中煎煮，15 分钟后捞去玉米须，加入甜酒酿，煮沸后放入白糖调味。每日 2 次，每次 1 剂。主治荨麻疹偏风热型，具有解热透疹功效。

③荸荠清凉散：荸荠 200g，鲜薄荷叶 10g，白糖适量。将荸荠榨成汁，将鲜薄荷叶加白糖捣烂，放荸荠汁中加水适量，频饮。主治荨麻疹属血热者，具有凉血祛风止痒功效。

附录　中医体质分类与判定自测表

阳虚质					
请根据近一年的体验和感觉，回答以下问题	没有（根本不）	很少（有一点）	有时（有些）	经常（相当）	总是（非常）
(1) 您手脚发凉吗？	1	2	3	4	5
(2) 您胃脘部、背部或腰膝部怕冷吗？	1	2	3	4	5
(3) 您感到怕冷、衣服比别人穿得多吗？	1	2	3	4	5
(4) 您比一般人耐受不了寒冷（冬天的寒冷，夏天的冷空调、电扇等）吗？	1	2	3	4	5
(5) 您比别人容易患感冒吗？	1	2	3	4	5
(6) 您吃（喝）凉的东西会感到不舒服或者怕吃（喝）凉东西吗？	1	2	3	4	5
(7) 您受凉或吃（喝）凉的东西后，容易腹泻（拉肚子）吗？	1	2	3	4	5
判断结果：□是　　□倾向是　　□否					

阴虚质					
请根据近一年的体验和感觉，回答以下问题	没有（根本不）	很少（有一点）	有时（有些）	经常（相当）	总是（非常）
(1) 您感到手脚心发热吗？	1	2	3	4	5
(2) 您感觉身体、脸上发热吗？	1	2	3	4	5
(3) 您皮肤或口唇干吗？	1	2	3	4	5
(4) 您口唇的颜色比一般人红吗？	1	2	3	4	5
(5) 您容易便秘或大便干燥吗？	1	2	3	4	5
(6) 您面部两颧潮红或偏红吗？	1	2	3	4	5
(7) 您感到眼睛干涩吗？	1	2	3	4	5
(8) 您感到口干咽燥、总想喝水吗？	1	2	3	4	5
判断结果：□是　　□倾向是　　□否					

气虚质

请根据近一年的体验和感觉，回答以下问题	没有（根本不）	很少（有一点）	有时（有些）	经常（相当）	总是（非常）
(1) 您容易疲乏吗？	1	2	3	4	5
(2) 您容易气短（呼吸短促，接不上气）吗？	1	2	3	4	5
(3) 您容易心慌吗？	1	2	3	4	5
(4) 您容易头晕或站起时晕眩吗？	1	2	3	4	5
(5) 您比别人容易患感冒吗？	1	2	3	4	5
(6) 您喜欢安静、懒得说话吗？	1	2	3	4	5
(7) 您说话声音低弱无力吗？	1	2	3	4	5
(8) 您活动量稍大就容易出虚汗吗？	1	2	3	4	5
判断结果：□是　　□倾向是　　□否					

痰湿质

请根据近一年的体验和感觉，回答以下问题	没有（根本不）	很少（有一点）	有时（有些）	经常（相当）	总是（非常）
(1) 您感到胸闷或腹部胀满吗？	1	2	3	4	5
(2) 您感到身体沉重不轻松或不爽快吗？	1	2	3	4	5
(3) 您腹部肥满松软吗？	1	2	3	4	5
(4) 您有额部油脂分泌多的现象吗？	1	2	3	4	5
(5) 您上眼睑比别人肿（上眼睑有轻微隆起现象）吗？	1	2	3	4	5
(6) 您嘴里有黏黏的感觉吗？	1	2	3	4	5
(7) 您平时痰多，特别是咽喉部总感到有痰堵着吗？	1	2	3	4	5
(8) 您舌苔厚腻或有舌苔厚厚的感觉吗？	1	2	3	4	5
判断结果：□是　　□倾向是　　□否					

湿热质

请根据近一年的体验和感觉，回答以下问题	没有 (根本不)	很少 (有一点)	有时 (有些)	经常 (相当)	总是 (非常)
(1) 您面部或鼻部有油腻感或者油亮发光吗？	1	2	3	4	5
(2) 您容易生痤疮或疮疖吗？	1	2	3	4	5
(3) 您感到口苦或嘴里有异味吗？	1	2	3	4	5
(4) 您大便黏滞不爽、有解不尽的感觉吗？	1	2	3	4	5
(5) 您小便时尿道有发热感、尿色浓（深）吗？	1	2	3	4	5
(6) 您带下色黄（白带颜色发黄）吗？（限女性回答）	1	2	3	4	5
(7) 您的阴囊部位潮湿吗？（限男性回答）	1	2	3	4	5
判断结果：□是　　□倾向是　　□否					

血瘀质

请根据近一年的体验和感觉，回答以下问题	没有 (根本不)	很少 (有一点)	有时 (有些)	经常 (相当)	总是 (非常)
(1) 您的皮肤在不知不觉中会出现青紫瘀斑（皮下出血）吗？	1	2	3	4	5
(2) 您两颧部有细微红丝吗？	1	2	3	4	5
(3) 您身体上哪里疼痛吗？	1	2	3	4	5
(4) 您面色晦暗或容易出现褐斑吗？	1	2	3	4	5
(5) 您容易有黑眼圈吗？	1	2	3	4	5
(6) 您容易忘事（健忘）吗？	1	2	3	4	5
(7) 您口唇颜色偏暗吗？	1	2	3	4	5
判断结果：□是　　□倾向是　　□否					

特禀质

请根据近一年的体验和感觉，回答以下问题	没有（根本不）	很少（有一点）	有时（有些）	经常（相当）	总是（非常）
(1) 您没有感冒时也会打喷嚏吗？	1	2	3	4	5
(2) 您没有感冒时也会鼻塞、流鼻涕吗？	1	2	3	4	5
(3) 您有因季节变化、温度变化或异味等原因而咳喘的现象吗？	1	2	3	4	5
(4) 您容易过敏（对药物、食物、气味、花粉或在季节交替、气候变化时）吗？	1	2	3	4	5
(5) 您的皮肤容易起荨麻疹（风团、风疹块、风疙瘩）吗？	1	2	3	4	5
(6) 您的皮肤因过敏出现过紫癜（紫红色瘀点、瘀斑）吗？	1	2	3	4	5
(7) 您的皮肤一抓就红，并出现抓痕吗？	1	2	3	4	5
判断结果：□是　　□倾向是　　□否					

气郁质

请根据近一年的体验和感觉，回答以下问题	没有（根本不）	很少（有一点）	有时（有些）	经常（相当）	总是（非常）
(1) 您感到闷闷不乐、情绪低沉吗？	1	2	3	4	5
(2) 您容易精神紧张、焦虑不安吗？	1	2	3	4	5
(3) 您多愁善感、感情脆弱吗？	1	2	3	4	5
(4) 您容易感到害怕或受到惊吓吗？	1	2	3	4	5
(5) 您胁肋部或乳房胀痛吗？	1	2	3	4	5
(6) 您无缘无故叹气吗？	1	2	3	4	5
(7) 您咽喉部有异物感，且吐之不出、咽之不下吗？	1	2	3	4	5
判断结果：□是　　□倾向是　　□否					

平和质					
请根据近一年的体验和感觉，回答以下问题	没有 (根本不)	很少 (有一点)	有时 (有些)	经常 (相当)	总是 (非常)
(1) 您精力充沛吗？	1	2	3	4	5
(2) 您容易疲乏吗？ *	1	2	3	4	5
(3) 您说话声音低弱无力吗？ *	1	2	3	4	5
(4) 您感到闷闷不乐、情绪低沉吗？ *	1	2	3	4	5
(5) 您比一般人耐受不了寒冷（冬天的寒冷，夏天的冷空调、电扇等）吗？ *	1	2	3	4	5
(6) 您能适应外界自然和社会环境的变化吗？	1	2	3	4	5
(7) 您容易失眠吗？ *	1	2	3	4	5
(8) 您容易忘事(健忘)吗？ *	1	2	3	4	5
判断结果：□是　　□基本是　　□否					

（注：标有＊的条目需先递向计分，即：1→5，2→4，3→3，4→2，5→1，再用公式转化分）